10

医療安全
BOOKS

成果につながる、実践にいかすQ&A

医療・看護現場の心理的安全性のすすめ

JN012115

編著

広島大学大学院医系科学研究科 寄附講座教授
社会医療法人三栄会ツカザキ病院 眼科主任部長

田淵仁志

監修

日本医療マネジメント学会
日本医療マネジメント学会 医療安全委員会委員長
東京医療保健大学 副学長

坂本すが

 メディカ出版

■ はじめに

　「心理的安全性」が医療現場、特に看護師たちから注目を浴びています。看護雑誌などでも特集が組まれ、組織や部署レベルでさまざまに取り組んでおられると思います。一方で、誰か一人が心理的安全性を意識しても組織文化としては根付かない、また、心理的安全性という言葉が一人歩きしているようで、そもそも何のために必要なのか？　否定的なことは言わない、叱ってはいけないとすると、生ぬるい組織になってしまうのではないか？　結局どうしたらいいのか？　という疑問も耳にします。

　本書は、心理的安全性を学問的に語るのではなく、組織をマネジメントするための1つの手法としての心理的安全性を考えていきます。安全な医療を提供し、仕事の成果を上げるためには心理的安全性が必須とする田淵仁志先生を中心に、心理的安全性の考え方・具体的実践を紹介いただくとともに、さまざまな立場の方々と心理的安全性の現場での捉え方や課題について議論した内容をQ&Aにまとめました。

　私は、「看護管理者は経営的視点をもつべし」と提言しています。管理者が時代の変化に対応し、よりよいマネジメントを展開していくために、組織全体の心理的安全の文化醸成は不可欠の視点と考えています。

　現場に立ち、どうしたらもっと職員一人ひとりが心理的に安全な状態で生き生き働き、組織として活性化できるのだろうかと悩んでいる皆さまにぜひご一読いただき、自院、自職場で心理的安全性を実践するための参考にしていただければ幸いです。

2023年6月

日本医療マネジメント学会　医療安全委員会委員長
東京医療保健大学 副学長

坂本 すが

■ 序

　心理的安全性のある環境は、チーム運営の初めの一歩です。2～3名の小さなチームであれ、数万人を超える大きなチームであれ、組織には何らかの目的があり、その目的を上手く、効率よく、達成するための最も優れた手法だからです。この心理的安全環境が継続している限り、少なくともチームは改善し続けることができます。そして5年目を超えたぐらいから、新人リクルートによい影響が出始め、それと同時に学習する人材の定着と、無気力な人材の離職が進み、組織運営が好循環していくでしょう。心理的安全性はそれほど素晴らしく、科学的に証明されている方法なのに、日本の医療チームではあまり一般的ではないのがとても不思議です。

　医療現場でのチームの目的は様々でしょう。どのような目的であれ、心理的安全環境こそが、目的達成に至る最短の道筋です。医療現場における心理的安全環境の重要性を端的に示しているのが、エイミー・C・エドモンドソンの「よい病院はミスが多い」という知見です。ミスを報告することで、個人が責められることがないという心理的安全環境が、ミスの要因分析に基づく運営改善の好循環を生み出すという彼女の発見は、すべての医療従事者にとって腑に落ちるものです。ミスが起きる都度、運営改善が行われて成長していく心理的安全環境チームと、ミスがあっても何も変わらない心理的危険環境チームの格差は、時が経つにつれてどんどん拡がっていくのです。

　素晴らしい心理的安全の実践の第一歩を、今日から踏み出すために、この書が役に立てることを願っています。

2023年6月

広島大学大学院医系科学研究科 寄附講座教授
社会医療法人三栄会ツカザキ病院 眼科主任部長

田淵 仁志

著者一覧

■ 監　修

日本医療マネジメント学会

坂本 すが　日本医療マネジメント学会 医療安全委員会委員長／
　　　　　　東京医療保健大学 副学長

■ 編　著

CHAPTER1-6、Q＆A Q1-3、5-6、9-14、16-17、20-28、30

田淵 仁志　広島大学大学院医系科学研究科 医療のための
　　　　　　テクノロジーとデザインシンキング 寄附講座教授
　　　　　　社会医療法人三栄会 ツカザキ病院 眼科主任部長

■ 著者・取材協力

Q＆A Q4-5、7-8、10-11、15、18-19、30-32

山口（中上）悦子　大阪公立大学医学部附属病院 医療の質・安全管理部
　　　　　　　　　病院教授／部長

■ 取材協力

Q＆A

島田 和幸　新小山市民病院 院長

井刈 二三　松本協立病院 医療安全管理室担当師長

土屋 志保　北里大学病院 看護師長

コラム

中山 典子　社会医療法人三栄会 ツカザキ病院 副看護部長

正条 智広　同 眼科 視能訓練士・歩行訓練士

中間さゆり　同 眼科 外来看護師

柳澤 佳枝　同 眼科 手術室看護師

CONTENTS

CHAPTER 1 不安が払拭された環境 〜心理的安全性とは

CHAPTER 2 リーダーは怒ってはいけない!?

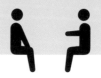

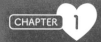

心理的安全性とはなにか

心理的安全性、英語ではサイコロジカル・セイフティー（Psychological Safety）と言いますが、日本語の名称は、実はまだ正式に統一されていません。しかし「心理的安全」という言葉をインターネットで引けば、現在ではたくさんの情報があふれています。

本書でも、病院で医療安全にかかわる人はもちろんのこと、看護管理者やリーダー等、マネジャークラスの立ち位置の人にとっては、たいへん重要な内容となります。ぜひ内容を十分に理解して、立体的に理解していただければと思います。

心理的安全性とは、具体的にはどういうことなのでしょうか。

一般には他者への心遣いや同情、あるいは配慮や共感がある環境というような内容が書いてあります。もう少し調べてみると、「お互い何でもあけすけに言い合うような、少しトゲトゲしい関係性」でもあるようです。

心理的に安全であるということは、職場で「リーダーやチームメイトからバカにされないだろうか」とか「叱られないだろうか」という不安が払拭された環境のことを言うんだと考えていただければ、本書を通しての定義になると思います。

心理的安全性 （Psychological Safety） とは

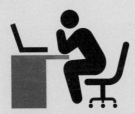

- 他者への心遣いや同情、 あるいは配慮や共感がある環境

- リーダーやチームメートから 「バカにされないだろうか」、 「叱られないだろうか」

という不安が払拭された環境

成果を上げるチームの秘密

　医療にかかわる専門職として、日々仕事をするなかで「これをミスると
なんか怒られそうだな」とか「こんなこと知らないなんて、バカにされる
んじゃないだろうか」というような不安は、当然、皆さんも感じたことが
あると思います。

　心理的安全性とは、そういう不安がない環境、つまり「間違えても怒
られない」とか「これ分からないからどんどん聞いてやろう」という環境
のことをいいます。

　世界中で、この心理的安全性がなぜ重要なのかが、再認識されたきっ
かけがあります。

　「よい成果を上げているチームの特徴は？」という研究を、グーグル社
が数年かけて、多額の予算をかけて行っていました（通称：プロジェク
ト・アリストテレス）。その答えが、心理的安全性だったことで有名にな
りました。

　グーグルを知らない人はいないと思いますが、1998年に設立され、わ
ずか20数年の間にインターネットで世界中を支配した巨大企業です。も
ちろん検索エンジンが有名ですけれど、アップルではないほうのスマー
トフォン、アンドロイドもグーグルですし、あらゆるインターネット関
連のサービスでわれわれの生活に関わっています。

　この巨大企業で、社内の180のチームについて分析を行いました。

　グーグルのような巨大企業は、そこで働くためのハードルが非常に高
く、高い専門知識が求められます。

　各領域の一流の人たちが集まり、チームを組んで成果を上げるのがグー

チーム運営の最大の命題

よい成果を上げているチームの特徴は？

➡ グーグルが総力を挙げて、
　　この命題に取り組んだ

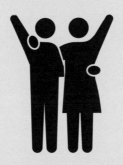

グルです。その中から、よい成果を上げているチームの特定のパターンを求めて、それぞれ180のチームについて数年かけて精密な分析を行いました。

　分析のためにデータ収集するのは、詳細なインタビュー（面談）です。これはグーグルの社内でも非常に頻繁に行われていますが、このほかにも職務成績や通信内容履歴など、どういうことを詳細に真剣にやったかを調べました。

　大学や研究機関が同じことをやろうとしたら、何十億円もの莫大な予算かかります。こういう研究が、そもそもグーグルにしかできないということになるわけです。

この研究の方法
（プロジェクト・アリストテレス）

グーグル社内の180のチームについて、一流の統計学者、組織心理学者、社会学者、エンジニアからなる研究チームが、

よい成果を上げているチームの特定のパターンを求めて、それぞれのチームについて数年かけて精密な分析を行った

分析のためのデータ収集には、

- チーム員全員に対する詳細なインタビュー
- 職務成績データ
- メールなどの通信内容履歴

および職務行動履歴を用いた

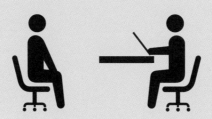

よい結果を上げるチームの仮説

どういう結果だったでしょうか。

まず、この研究の最初の仮説は3点ありました。

①よいパフォーマンス（成果）を上げているチームには、カリスマリーダーがいるのではないか。

②チームの行動基準が、とてもしっかりしてるのではないか。具体的には、規律正しくみんなが集まって会議をきちんと開いて、たとえばPDCAサイクルについて話し合いましょう、何を計画して何を実行するかなど、そういう基準がきっちりあるのではないか。しっかりとしたチームとはそういうことですよね。

③優秀なメンバーだけを集める。これはもうマネジャーとしては、誰もが夢見ることですよね。そんな人たちを選抜したらものすごくよい結果になるんじゃないかと、みんな思うわけです。

以上が研究の最初の仮説として当然あったわけです。しかし**結果は全て否定されました**。カリスマリーダーがいてもいなくても、チームの行動基準がしっかりしていても曖昧にバラバラでダラダラな雰囲気で集まっていても、優秀なメンバーが集まっていてもいなくても、結果は変わらなかったのです。

この研究の最初の仮説

よいパフォーマンスを上げるチームには、

1．カリスマリーダーがいる。
2．チームの行動基準がしっかりしている。
3．優秀なメンバーが集まっている。

という3つの仮説を徹底的に分析したが、
全て否定された

**そうであろうとなかろうと
チームの成果には関係なかった**

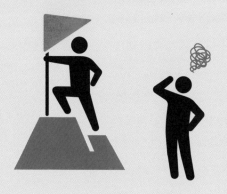

打ち砕かれた３つの仮説

　つまりこれらの３つは、チームの成果には全く無関係だったということが分かりました。

　チームにとって、なぜ成果が上がらないのかを考えたときに、「カリスマリーダーが大したことないからじゃないか」とか、「なんかダレてるからじゃないか」とか、「メンバーにあんな人が入ってるからじゃないか」などと、誰もが思うわけですが、それらは残念ながら関係がなかった。グーグルが考えるよいチーム、つまり成果を上げるチームには、この３点にはない他の理由があったのです。そこがこの研究の大変重要なところです。

　もう皆さんも直感的に感じていると思いますが、**成果を上げるチームに共通して関係があるのは心理的安全性だった**のです。よい成果を上げるチームには、心理的安全が必要だということを、グーグルがはっきりと示したわけです。この内容は2016年『ニューヨーク・タイムズ・マガジン (The New York Times Magazine)』に記事として掲載されており、現在でも閲覧も可能です。

　『ニューヨーク・タイムズ』はアメリカの数ある新聞の中でもエリート層が読む新聞といわれていて、そのような新聞にグーグルのこの研究結果が非常に大々的に取り上げられたということです。

　よい成果を上げることは、全てのチームにとっての課題です。それをあのグーグルが調べて、その結果が仮説と違ったというストーリーは、十分にインパクトがありました。つまりこの話は、ここ最近の経営学にとって最重要トピックであり、医療職にとっても心理的安全について学んでいくことが重要でもあるということです。

グーグルの研究成果

よい成果を上げているチームの特徴は？

心理的安全
Psychological Safety

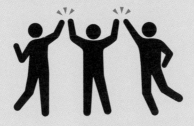

参考文献：Charles Duhigg, what Google Learned From Its Quest to Build the Perfect Team, The New York Times Magazine, 2016.

ミスを責めるとどうなるのでしょう

　心理的安全性はグーグルが取り上げる以前に、ハーバード大学の著名な経営学者であるエイミー・C・エドモンドソン（Amy C Edmondson）によって経営学の用語として定義されています。

　エドモンドソンによると、心理的安全性は**病院の職場環境調査から見出された真理**で、実はわれわれ医療従事者にたいへん関係していることが分かります。

　右図は心理的危険性（Psychological Danger）の回転で、いわゆる安全とは逆の理念になります。ここには「他人を責める」と書いてあります。他人を責めると、責められた人はそのことに萎縮してしまい、「いや、本当はそうじゃないのに」などと防御反応が起きます。そうなると、その人からの指摘がたとえ正しいものであっても、受け入れられなくなるのです。

　そうすると集団から孤立していき、この時点でコミュニケーションが不良になります。「責められる」ということによって分断が起こり、別の視点を受け入れたがらない、いわゆる個人的な人たちの集団になってしまうのです。

　経験則など「自分がこうしてきた」というアイデア以外は拒絶され、「ミスはあるけど、誰も指摘しない」つまり、**ミスはなかったことにされていく**わけです。このミスを起こすのは、たいていは**リーダーが起こしたミス**のことを言います。

　ミスを責めるような環境の場合、一番怒られるのは、当然何も知らない若い新人たちです。新人のミスは責められて、責められるほうもそれが当然かなと思って成立するのですが、問題なのはリーダーが起こすミスなのです。リーダーがミスしないかというと、そんなことは絶対にあ

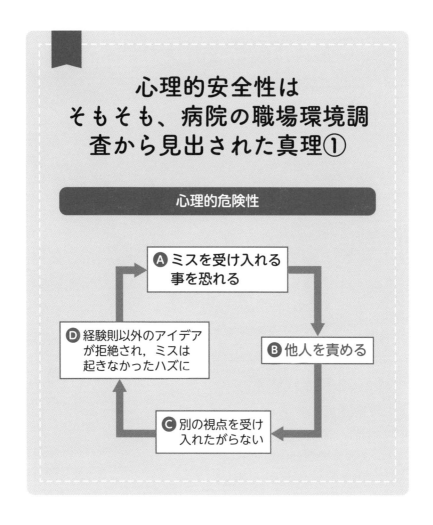

心理的安全性は
そもそも、病院の職場環境調
査から見出された真理①

心理的危険性

- Ⓐ ミスを受け入れる事を恐れる
- Ⓑ 他人を責める
- Ⓒ 別の視点を受け入れたがらない
- Ⓓ 経験則以外のアイデアが拒絶され，ミスは起きなかったハズに

りません。

　リーダーがミスをすると、今まで新人のミスを責めてきたのは何だったのかと、あらゆる矛盾が現場で生じていきます。そうすると、ミスを受け入れることを基本的に恐れるようになって、上図のような悪い回転になってしまいます。

ミスは起こる前提で学ぶ

　一方、右図は、ミスは起こるものだという前提なので、当然ミスから学びます。そうすると、どうしてミスが起きたのかを、割とオープンに話せるようになり、要は患者さんに向き合うことができます。ミスを起こした場合、その人を責める作業をやっていると、そのせいで、困っている患者さんに対する対応が2番目になってしまいます。しかし、ミスを受け入れることから始めると、最初から患者さんに対しての感情が生まれます。

　患者さんに対して大変な負担をかけたということから、次の段階として、「どうしてミスは起きたのか」「自分だって同じことをするんじゃないか」と考えます。その後、どうすればミスが起きないようにするかをみんなで話し合ううちに、何となくみんなの落としどころが生まれてきます。

　つまり、**心理的安全性があるとミスが起きるたびにいい回転が起きて、好循環が生まれる**わけです。日本の組織の皆さんは、総じて悪い人はいませんから、別に心理的に危険だからといって悪くなるというわけではありませんが、心理的に安心な組織だけ、どんどん回転のたびに良くなっていくのです。そしてそこに差が生まれていきます。

　ミスというのは、大きな病院であればあるほど数多く起きるし、それが長年蓄積されるわけです。その一つひとつの対応の積み重ねがとても大切なのです。

　振り返ってみれば奇跡は起きてるけれど、どうやって奇跡を起こすかは分からないということは当然あります。つまりこういうことなんです。

　心理的安全のある環境で、受け入れがたいミスを起こしても責めないということから始めると、大きな組織だと小さな積み重ねがあちこちで起

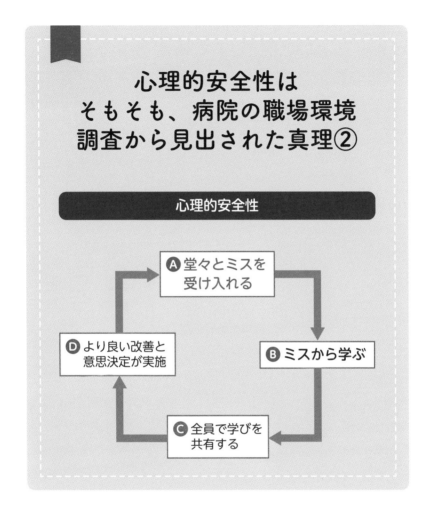

心理的安全性は
そもそも、病院の職場環境
調査から見出された真理②

心理的安全性

Ⓐ堂々とミスを
受け入れる

Ⓑミスから学ぶ

Ⓒ全員で学びを
共有する

Ⓓより良い改善と
意思決定が実施

きるようになりますから、短期間で大きな差を生む好循環が生まれてい
くわけです。

　一方、心理的危険性のある組織は停滞していくだけです。それなりに
日々真面目に過ごしていても、別に循環してよくなっていきませんから、
上図のようなチームが近くに生まれると、どんどん差がついていきます。

よい病院はミスが多い

　手前味噌になりますが、私のチームの場合、ほとんど患者さんがいないところから、だんだんこのような回転が生まれていって、巨大な組織に変わっていきました。やり方は非常に簡単なことです。

　まずミスを見つけた時に、絶対に他人を責めないということです。これが心理的安全のスタートであり、この好循環の分析をしたエドモンドソンは多くの人から共感を得ています。チームで働く皆さんにとっても、とても納得がいく話だと思います。

　よい病院はミスが多いのは、報告がきちんと上がるからです。そうするとさらによくなります。報告がきちんと上がらないと、ミスは放置され、さらに悪くなります。

　よい病院も悪い病院も、ミスは同じように起きます。しかし、報告の有無によって全く違う成果が蓄積されていくわけです。ですから、小さなチームであってもミスが多いところは報告が上がり、心理的安全のよい回転が起こり、困難があってもみんなで和気あいあいと乗り越えて、そのチームは必ず大きくなっていくわけです。

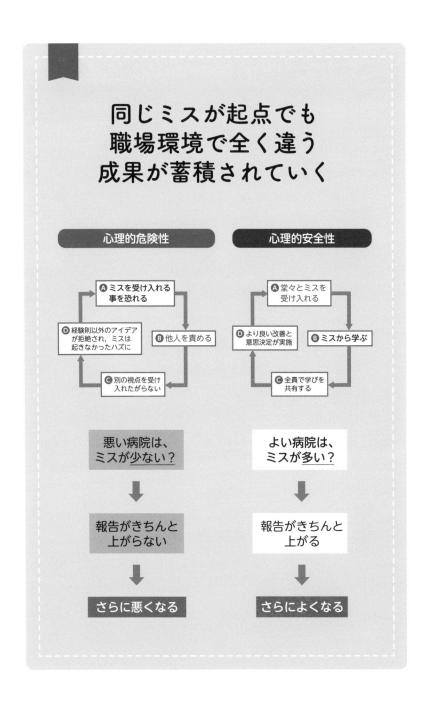

同じミスが起点でも
職場環境で全く違う
成果が蓄積されていく

心理的危険性

Ⓐ ミスを受け入れる事を恐れる

Ⓓ 経験則以外のアイデアが拒絶され，ミスは起きなかったハズに

Ⓑ 他人を責める

Ⓒ 別の視点を受け入れたがらない

心理的安全性

Ⓐ 堂々とミスを受け入れる

Ⓓ より良い改善と意思決定が実施

Ⓑ ミスから学ぶ

Ⓒ 全員で学びを共有する

悪い病院は、
ミスが<u>少ない</u>？

↓

報告がきちんと
上がらない

↓

さらに悪くなる

よい病院は、
ミスが<u>多い</u>？

↓

報告がきちんと
上がる

↓

さらによくなる

業務におけるイノベーションとは

　心理的安全を初めて分析して世に問うたエドモンドソンは、そもそも業務とは何かというところも整理して説明しています。

　彼女の分析によれば、業務にはルーチン業務・複雑な業務・イノベーションの3種類あるといいます。イノベーションというのは聞き慣れない言葉かもしれませんが、たとえば「発明」もイノベーションです。

　エジソンの電気やライト兄弟の飛行機などは、誰もが知っている発明です。右図に不確実性という言葉がありますが、想定外のことが起きるかどうかを考えると、イノベーションでは全く新しいことをやるので、すべてが不確実だということになります。

　たとえばイノベーションの例として、学術活動があります。要は研究です。学術活動には、いろいろな人の協力、たくさんの人の参加が必要です。なぜなら新しいことをやるので、自分一人だけでは全てを理解することができません。

　ですから、数学が得意な人を呼んでくる、英語が得意な人を呼んでくるというように、みんなでやっていくのがイノベーションという業務だと定義されているわけです。

　ルーチン業務は、もっとも分かりやすいのが組立工場だといわれています。決められた仕事を順番どおりに組み立てていく作業で、いかにその製品を安定した性能で、かつ早く作るかという効率性が追求されます。手際のよさなどが求められて、これは案外日本人には好きな人が多いかもしれません。効率性の追求そのものは、実はイノベーションともいわれます。

　では病院業務はどうでしょう。これは複雑な業務とされています。ど

業務とは何か

業務	不確実性	例	必要な能力
ルーチン業務	なし	組み立て工場	効率性の追求
病院業務 複雑な業務	あり	対人業務	問題解決能力
イノベーション	全て	学術活動	アライアンス能力

Amy C Edmondson

うしても不確実性があります。振り返ってみて、たとえば「この場合はこうしてください」と決めたとしても、患者さんの都合であったり、2020年からのCOVID-19などのような、さまざまな状況では、いわれた通りにはいかないことが日常茶飯事だと思います。

　もう説明する必要もないぐらい、毎日そのような不確実な状況を過ごしていると思います。不確実性が起こる主なポイントは、対人、対患者さんです。患者さんの状態は常に安定しませんし、要求も常に変わります。このような場合に求められているのが、問題解決能力ということになります。

　その場に応じた言葉で、臨機応変な対応ができる人、あるいは自分の頭で考えられる人が求められます。こういう人は常に求められていると思います。

問題解決能力の矛盾

「あの人は、なんで自分の頭で考えないんだ」「こんなことをなんで聞いてくるんだ」「なんでそんなことしたんだ。普通分かるだろう」と思うことはあるでしょう。これは全て問題解決能力に対する嘆きです。

問題解決能力とは、何が起こったのか、原因は何なのか、解決方法は何だとか、あらゆることをその場で考えないといけません（右図上）。なぜなら、問題解決能力とは何かは、教科書を調べても出てこないし、誰に聞いても分からないからです。「上の人に聞けばわかる」というかもしれませんが、上の人がわかっているかどうかもわかりません。

つまり、それが正しいかどうかはさておき、まずは自分の頭で考えて何とかする。そして次に何を行うかも、自分の頭で考えるしかないということです。うまくいくかどうかは、やってみないと分からないのです。

たとえば、患者さんの家族からクレームがあるとき、どういう応対をしたら、どういう結果になるかなんて、やってみないと分かりません。でも、自分が責任を任されている場合は、自分の頭で何とか整理をしていかないといけない。まさにこういうことだと思います。

ミスを責められている人に、自分の頭で考えろというのは、実はとても矛盾しています（右図下）。ああだこうだと責められている人に、「自分の頭で考えろ」といわれても、「いったいどっちなの」ということです。また、ミスを責められてる人に問題解決能力はありません。

問題解決能力が低い人は、ミスを責められた場合、「誰かに聞いてください」「担当を呼んできます」「私では分かりません」と言うしかありません。それでは業務が複雑になり、少なくとも患者さんにとってのイメージはよくないものになります。

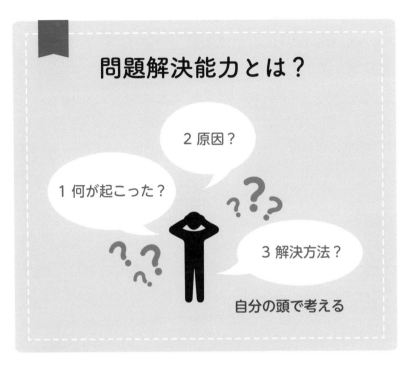

問題解決能力とは？

2 原因？

1 何が起こった？

3 解決方法？

自分の頭で考える

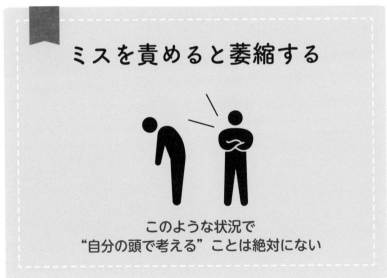

ミスを責めると萎縮する

このような状況で
"自分の頭で考える" ことは絶対にない

CIAが考えた組織をつぶす方法

　ミスを責めることが、次のステップにものすごく悪影響があるということを理解してください。

　右図はマイクロマネジメントといわれるもので、CIA（アメリカ中央情報局）が考えた「組織をつぶすための11の方法」というインターネットのサイトから引用しています。

　2番目の、「委員会は最低でも5人以上」については、「お互いが意見を交換し合える人数は7人まで」とされています。短い会議の中で、7人目以上の人は意見を言うチャンスがなくなり、意見を言わなくなります。その人たちは内心、「自分は賛同してないけれど、そういうふうに進むんだな」と、会議の意味がなくなるわけです。

　つまり「会議を大きくすればするほどその機能を失うので、（組織をつぶすには）5人以上で会議をしろ」と言ってるのです。日本の組織は○○委員会とか大好きですから、会議は大体5人以上ですね。

　この他にも、おかしなことは何も書いていないですが、CIAはこの11の方法を守ると組織がつぶれるという分析をしているわけです。みなさんの組織はいかがでしょうか。

マイクロマネジメント

CIA「組織をつぶすための 11 の方法」

1. 「注意深さ」を促す。スピーディーに物事を進めると先々問題が発生するので賢明な判断をすべき、と「道理をわきまえた人」の振りをする

2. 可能な限り案件は委員会で検討。委員会はなるべく大きくすることとする。最低でも 5 人以上

3. 何事も指揮命令系統を厳格に守る。意思決定を早めるための「抜け道」を決して許さない

4. 会社内での組織的位置付けにこだわる。これからしようとすることが、本当にその組織の権限内なのか、より上層部の決断を仰がなくてよいのか、といった疑問点を常に指摘する

5. 前回の会議で決まったことを蒸し返して再討議を促す

6. 文書は細かな言葉尻にこだわる

7. 重要でないものの完璧な仕上がりにこだわる

8. 重要な業務があっても会議を実施する

9. なるべくペーパーワークを増やす

10. 業務の承認手続きをなるべく複雑にする。一人で承認できる事項でも 3 人の承認を必須にする

11. 全ての規則を厳格に適用する

出典：https://chikawatanabe.com/2015/11/04/cia_sabotage_manual/

合成の誤謬

　次にちょっと難しい言葉ですけれども、合成の誤謬について解説します。私は病院で大勢のスタッフを抱えていますが、特にまじめで熱心な方ほど合成の誤謬に陥りやすい傾向にあります。

　具体的には、自分はできているので、「どうしてこの人にはできないんだろう」と思ってしまったり、自分が苦労して乗り越えてきたことは、他の人もそうすべきだと思ってしまったりします。

　Chapter 3で解説しますが、そもそも人間には認知バイアスがあるので、自分と違うと、間違いがあるとか、やり方が非効率とか、無駄が多いとか、注意力がないなとか、時間がかかるとか、思うことがたくさん出てくると思います。

　一つひとつの事例は、確かに注意しても仕方がないこともあります。実際に間違いがあったり、やり方が非効率だったりするので、別にそれで人間関係は崩れません。しかしそれを繰り返していると、p30のマイクロマネジメントに陥ったり責められているような状況をつくって、結局その人の下ではいつまでたっても自分の頭で考えないチームができてしまいます。

　リーダーは　「私はこれだけたくさん指導してきたから」と、一つひとつは部分的には正しい行動の積み上げのようでも、できあがったものは全く別のものになることがあると知っておかなければなりません。これが合成の誤謬です。

合成の誤謬

・間違いがある
・やり方が非効率
・ムダが多い
・注意力散漫
・時間がかかる
・反応が遅い
・詰めが甘い

・態度が悪い
・時間にルーズ
・積極性がない
・他人のことを考えない
・自己中
　　　などなどなどなど……

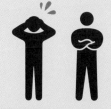

一つ一つの事例は、
確かに「注意してもよい」

それを
繰り返していると

心理的に危険な、
成果の出ない
間違いチームに!

リーダーの心理的安全性はないの？

　問題は、「全部私が面倒を見ているのに、なぜこの人たちを叱ってはいけないの」と、リーダーの心理的安全が損なわれていることです。しかし誤解してはいけないのは、リーダーはそもそも、すでに安全なところにいます。つまりヒエラルキーの上にいて、下から怒られないというルールが存在している環境では、非常に自由に仕事ができていることを知っておいてください。

　また、役職が上がったら何をしてもいいということではなく、役職の上がった人の成果は、自分が部下だったときのチームの成果とは全く別のものだという理解が必要です。

　そしてヒエラルキーのトップに立っても、最後は無能と言われるのです。平社員で優秀だから係長に、係長で優秀だから課長に、課長で優秀だから部長になりますが、部長で無能だったから社長になれないのです。自分の最後のポジション以上に上がらない人は、そこで無能レベルになったということです。これをピーターの法則といいます。

　つまり、リーダーのポジションは非常に頭を使うけれど、自分が有能だと思う必要は全くないのです。常に誰か自分より有能な人が上にいるという意識が重要なのです。

リーダーの心理的安全性

こんなに問題がいっぱい
あるのに。それなのに、
叱ってはいけないなんて…

こんなに問題がいっぱい
あるのに。それなのに、
叱ってはいけないなんて…

小リーダー　　　　大リーダー

リーダーの心理的安全性が
損なわれる

心理的安全性を生み育み維持するために

　リーダーが心理的安全を生み育てるためには、自分の中に経営学的な叡智（Knowledge＝ナレッジ）がないと、叱りたくても叱れないというような反直感的なことを維持することができません。リーダーは柱となって、チームの心理的安全をしっかり保つことが重要です。

　そのために必要な3つの経営学的叡智について解説します。

♥ 認知バイアス

　認知バイアスとは、「思っているほど自分は正しくない、それどころか決定的に間違える」ことです。リーダーとか上下関係なく、人間というのは抜き差しならぬトラブルを、そもそも抱えているということです。

♥ ライフ・サイクル

　自分の若かったころや自分がこれから歳をとることを忘れてはいけないということです。最近は相手を批判したのに、自分も同じような言動をしていることを「ブーメラン」とも言いますが、そのことを忘れると、ものすごいブーメランが飛んできます。

♥ ABC理論

　組織には絶対的に、できる人とダメな人が混在するというのがABC理論です。組織というものは全員優秀な人でそろえることは現実的には無理なのだと受け入れることです。

心理的安全性を生み育て維持するために必ず必要な3つの経営学的叡智（Knowledge）

1. 認知バイアス

思っているほど自分は正しくない、
それどころか決定的に間違える

2. ライフ・サイクル

みんな昔は若かったし、
みんないつかは歳をとる

3. ABC理論

組織には絶対できる人とダメな人が
混在する

心理的安全は怒りを鎮める

　リーダーは、時として自分の直感的なことが信じられなくなり、感情的になりやすいものです。しかもリーダーだから、怒ってもみんなが許してくれます。すると、そうした環境に甘えてさらに怒ってしまう。でもそれでは成果には結びつきません。

　つまり心理的安全を生むためには、怒るより先に考えることです。これは認知バイアスかもしれない、ライフ・サイクルで考えるとどうだろう、ABC理論で考えると…と、一瞬の間を置くことによって怒りが鎮まり、「まあいいか」とか、「いろいろあるなあ」などと考えるのです。

　一種のアンガーマネージメントですが、アンガーマネージメントはスピリチュアルに気を鎮める感じですが、心理的安全性は経営学的な知識をベースにしています。あくまで論理的に「こんなことで怒っている場合じゃない」と思い浮かべることがとても大切です。

♥ まとめ

　Chapter 1、そして今回の Chapter 2 にわたって、チームがよい成果を上げるためには、心理的安全性のある環境が必要だとわかりました。心理的安全があると、チームのメンバーが萎縮せずに、必ず起きるミスに対してチーム全体で改善するので、よい環境でどんどん改善され、それがスパイラル状に大きなチームへと変容を遂げていきます。

　また、現場のリーダーはミスをした人を叱ってはいけません。叱らないようにするために、自分が考えてることがどれほど本当に正しいのか3つの叡智を理解しましょう。

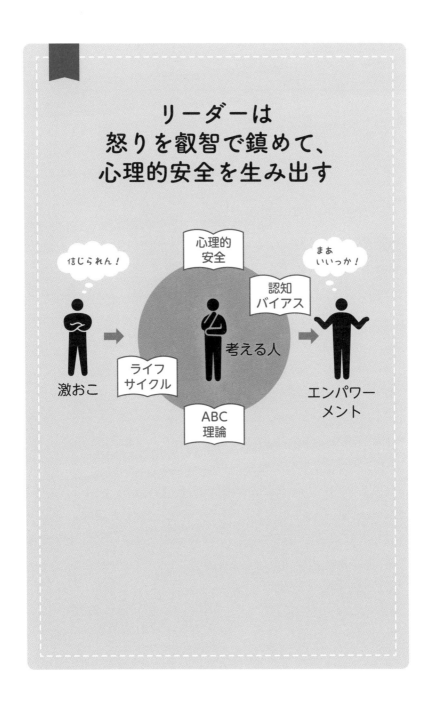

認知バイアス

　ここでは Chapter 2 でも少し触れた「認知バイアス」について知っていただきたいと思います。どういうものかというと、私たちが普段思っていることは、残念ながら**大抵のところ思い込んでいるだけ**で、**間違っているのです。これが認知バイアスです。

　右図を見てください。上図の平行線、下図の長方形は、どう見ても同じ長さ、同じ大きさには見えませんが、実は全く同じです。分かっていても、そう見えない。これが認知バイアスです。

　経営学でも、人を評価するときには自分の好き嫌いが必ず反映されるということが、あらゆる調査で分かっています。このような単純な図形ですら、われわれは認識できないのですから、「あの人は優秀だ」という発言の裏には、あらゆる認知バイアスが入っているのです。

　認知バイアスは、現在主流となっている行動経済学の中で最も重要なキーワードです。「人間は正しい判断をする」というこれまでの前提から真逆の、「人間は間違うものだ」という前提でマネジメントを行うことが現在の主流になっているのです。

　右図を何度見ても、何度説明を聞いても、同じ長さ、同じ大きさに見えない。これがわれわれの脳の不思議なところです。人間が3本の足を持っていないとか、羽を持っていないとか、それに近いぐらい理解できない。脳の構造上、もうどうしようもなくわれわれは間違えるんだということを分かってください。

認知バイアス

さまざまな錯視の例

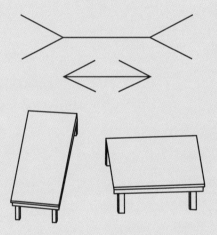

● 人は分かっていてもバイアス除外できない

● 全ての意思決定行動にはバイアスを前提とした
　思考が必要

自己評価バイアス

　人に対する評価の認知バイアスは、**自己評価バイアス**といいます。

　面白い調査があります。94%の大学教授が、自分は平均以上の教授だと自己評価しています。もちろん現実的には半分以上間違っています。平均が50%なら、世の中の半数の大学教授は本当は平均以下のはずです。社会的地位が高い人の自己評価は恐ろしく高いですね。

　では、普通の素直な人間の本能はどうかというと、自分は平均以下だと自己評価する高校生は2%しかいませんでした。自己評価はもっと高くなったということです。

　私が働く病院のチームにもよく言うのですが、**評価というのは必ず乖離する**、ということです。相対評価にすると、100人いたら1番から100番まで順位がつきますが、本人にその評価が返ってきたときに、そのとおりだと思える人は50%しかいないということになります。残りの50%は「何この評価？」と、自分の評価は必ず間違っていると思うわけです。それならば評価する意味があるのかというのが、私の強い考え方です。

　つまり組織内部の評価に本当に意味があるのかということです。給与の査定などのためにどうしても必要な場合もありますが、評価が本当にチームの成果につながっているのかは、モチベーションの毀損につながるので、気をつけなければいけません。

自己評価バイアス①

- ●94％の大学教授が自分は平均以上の教授だと
  自己評価
  （社会的地位が高い人物の自己評価は恐ろしく高い）

- ●高校生の2％だけが、自分は平均以下だと
  自己評価
  （素直な人間の本能的な自己評価）

- ●成績下位25％の人は上位40％だと自己評価
  （能力の低い人は、自己評価が正しくできない）

バイアスの盲点を意識する

普段、いろいろな人に接して説明をするときにも、「この人は思ったよりも自己評価が高い人だな」などと感じることはよくあると思います。でも前ページの3つ目を見てください。成績下位25%の人は、自分は上位40%だと自己評価しているのです。

このことからも、能力の低い人は正しく自己評価ができないと誰もが納得すると思いますが、実は心理的安全性の文脈で言いたいのはそういうことではなく、**自分自身がそうだということを忘れてしまうことです。**

誰もが常に、たとえ役職レベルが高い人であっても、自分こそが下位25%の可能性があるということを意識しなければいけないのが、リーダーなのです。**リーダーは常に自分の能力はそんなに高くないというバイアスの盲点を意識する**ことによって、少なくともバイアスに対する理解は、他の人より深くなります。この前提は心理的安全を生むときにたいへん重要になります。バイアスがたくさんあるからです。

自己評価バイアス②

たしかにそういう人いるなあ

と、今思いませんでしたか？

それこそが認知バイアスです
あなた自身の自己評価が間違っている可能性を
忘れています

自分自身もバイアスから逃れられない事を
忘れることを、
バイアスの盲点
＝ダニング・クルーガー効果
　（Dunning-Kruger Effect）と呼ぶ

利用可能性バイアス

　バイアスの一つに**利用可能性バイアス**というのがあります。これは簡単に思い出せる情報に判断を頼ってしまう場合です。口コミバイアスとも似ています。なぜなら身近な人間から聞いた具体的な情報は、本当の真実味がないかもしれないのに、優先的に引き出されてしまうのです。

　たとえば、階段構造の組織の上にいる人は、現場の声よりも2番目のランクの人からの意見のほうが耳に入りやすいものです。その人の意見が本当に正しいかどうか分からないのに、影響を受けやすくなるのです。

　リーダーになればなるほど、そういう経験をして、そうならないよう注意もしていると思いますが、そもそも**リーダーは利用可能性バイアスに陥りがち**なので、基本的に私は巨大な組織ではない限り、直接現場の人間から話を聞く以外の方法は勧めていません。

利用可能性バイアス

● 簡単に思い出せる情報に
　判断を頼ってしまうバイアス

● 口コミバイアス
　身近な人間から聞いた具体的な情報は、
　普遍的な意味があるとは限らないにも拘わらず、
　優先的に引き出される。
　「あの人が言っていた」

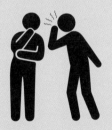

口コミバイアス

　多くの組織がヒエラルキー構造になっていると思いますが、かなりの問題があります。側近のメンバーの意見は合理性が低くても、口コミバイアスが働きやすいので、リーダーは受け入れやすい。逆に個人的に遠いメンバーの意見は信用しにくくなります。「あの人が悪い、この人が悪い」などという問題ではなく、人間はそもそもそう考えてしまうものです。

　では、どうするか。経済雑誌には、業績のV字回復の手段として、社長が**自ら現場に下りてニーズを拾う**例などがよく紹介されています。あらゆる職種で同じことがいわれます。

　私たちも、現場の人間を中間のキャリアに任せず、普段から直接話しかける階層構造にすることはとても重要です。そうしないと、どうしてもバイアスが入るからです。

口コミバイアス

側近のメンバーの意見は、
合理性が低くても
口コミバイアスが働き、
リーダーは受け入れてしまいやすい

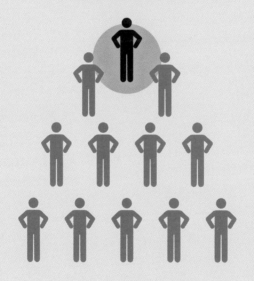

逆に、個人的に遠いメンバーの意見は、
信用しにくい

素朴実在論

　リーダーはまた、自分の意見を実際以上に常識的だと思う傾向にあります。素朴実在論（素朴存在論とも言います）といいますが、みんなも当然、自分と同じ意見を持っているという誤解です。

　リーダーがなにかを話して、「そう思いますよね」と確認するようなことですが、実はこれが押しつけや強要になっていることが多いのです。

　私自身がそうですけれども、たとえば部下に「学術論文を書きましょう」というのは、押しつけになりがちです。今は何となく理解していますが、具体的な説明や、相手が納得する段階を経ずに、当然みんなそう思っているだろうと同じ価値観を押しつけてしまうと、言われたほうはすごく飛躍的に感じるんですね。

　なぜそう言ったか丁寧に説明していく作業をしないと、自分の考えが本当に相手と同じものなのかがわかりません。つまり、常に手続きが必要ということです。

　手続きがあると、「いきなり怒る」という話にはなりません。「この人の前提はもしかしたら自分と違うんじゃないか」ということを考えないと、怒るにも怒れないわけですから、そこはしっかり理解していただければと思います。

素朴実在論

自分の意見を実際以上に常識的だと思い、

他の人たちも
当然自分と同じ意見を持っているという誤解

（悪気のない）押しつけや強要

心理的危険性

対応バイアス

　対応バイアスも、われわれの組織によくあります。根本的な帰属の誤りのことで、環境に原因があり、その人が悪いわけではないのに、なんとなく「その人のせいだ」と**当事者に原因を求めてしまうバイアス**です（右図上）。

　たとえば、野球でサインミスがあったとします。そもそもサインそのものを間違えて教えられていた場合、その人のせいではありません。そのサインを決めた組織の問題です。しかし、「誰がやったの、そこの現場はどうしてそんなことするの」と、現場の当事者に問題があることにすれば、評価がしやすいです。

　その原因と評価は、本当は現場のせいではなく、少なくとも半分は報告が上がった側のリーダーのせいです。もちろん現場にも原因がある可能性がありますが、フィフティ・フィフティだということです（右図下）。対応バイアスでは、現場の人間は「これは環境が悪いから仕方ない」と言いがちです。しかし、これはお互いさまで、常にどちらにミスがあるのかを、自分のバイアスを外した上で、できるだけ客観視することが重要なので、結局1人ではこういう話はできないのです。**両方の人間を集めて、しかも心理的安全環境の中で話をすることで、よいものを生むのです。**

　一方、管理職は、現場の環境を支えるために管理しているというのが理想です。つまり下支えの役割です。ところが「お前が悪い！」と言われるような環境だと、組織は死んでいくに決まっているわけです。ですから、対応バイアスのリーダー側のバイアスは特に注意すべきであることを、リーダーとして知っておかないといけません。

対応バイアス①
（根本的な帰属の誤り）

原因が環境にあるにも関わらず、当事者に原因を
求めるバイアス

落ちている石につまずいた人を「注意散漫だからだ」と
評価するか、「こんなところに石が落ちているからだ」と
評価するか

特に現場にいない人がミスを評価する場合に、対応バイ
アスで、「現場の当事者に問題がある」と評価しやすい。
逆に現場の人間が評価する場合は「職場環境に問題がある」
と評価しやすい

対応バイアス②
（リーダー側のバイアスに注意）

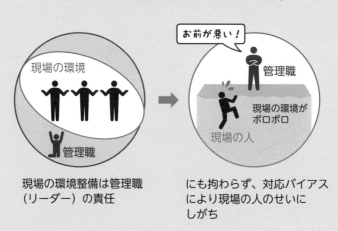

現場の環境整備は管理職
（リーダー）の責任

にも拘わらず、対応バイアス
により現場の人のせいに
しがち

グループ分けバイアスと職種間ボーダー

　われわれの職種にはよくある、**グループ分けバイアス**（社会分類理論）というものもあります。なかでも、**イングループ・バイアス**は、自分と同じグループの人に対してポジティブな印象を抱くバイアスのことで、とても分かりやすく、またどんなところにもあります。

　よく刑事ドラマで、検察庁と刑事の闘い、本庁と所轄の闘いなどが描かれますね。異なるグループ間の対立ははたで見ていると面白いのですが、われわれ医療職の場合は多くの職種が存在しています。これを**職種間ボーダー**（境界）といいます（右図下）。学部が違えば習ってきたことも違う、それぞれの**知識のボーダー**があります。

　さらに**地位のボーダー**があります。医師が上位で事務職は下位のように、それぞれにグループバイアスがあります。

　このようなボーダーが仕事にとってよくないことは、誰もが分かっています。しかし、あまりにも考えてきたことが違うし、業界が大切にしているルールも異なるため、そもそも話が通じないことがあります。この**ボーダーを外していく手法の一つとして、心理的安全があるの**です。

　パラメディカルが「それはわれわれの業界ではちょっと禁忌なんですけど…」的なことを、素直に医師に言えるかどうか。医師が「いやいやそれは、もうちょっとこのほうが…」などと上下関係ではなく優しく言い合える、紹介し合えるような環境が、心理的安全から生まれるのです。

　グループ分けバイアスはどんな組織にも強固に存在し、ボーダーをなくすことはできませんが、それを乗り越えるための手法として心理的安全を利用することができるのです。

グループ分けバイアス
（社会分類理論）

- 人間は、周囲の人を、何らかの特定情報に基づいて、グループＡ、グループＢなどと、グループ分けして認知する傾向がある

- イングループ・バイアス
  人は自分と同じグループの人に対してポジティブな印象を抱くバイアスがある

職種間ボーダー（境界）
そのものが経営学的な大問題

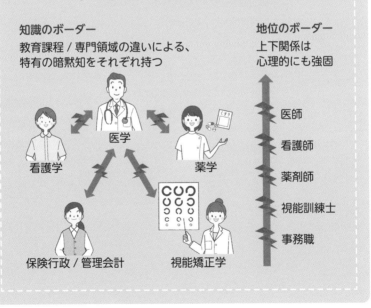

知識のボーダー
教育課程 / 専門領域の違いによる、特有の暗黙知をそれぞれ持つ

看護学

医学

薬学

保険行政 / 管理会計

視能矯正学

地位のボーダー
上下関係は心理的にも強固

医師

看護師

薬剤師

視能訓練士

事務職

意思決定バイアス・現状維持バイアス

　組織で新しいことを行うとき、リスクが思い浮かぶ人と、新しいこと
をやらないと変わらないと考える人の2グループが存在します。これが**意
思決定バイアス・現状維持バイアス**で、若者とベテランの間で起こりや
すいバイアスです。これもどんな業種にも存在します。

　人間は、一般には**損失を回避したくなるバイアス**を持っているので、
新しく得られる利益による喜びよりも、利益を失うことにより大きく失
意を感じるようになっていきます。これが行動経済学における**プロスペ
クト理論**です。

　同じ山（未来）があっても、若者（新人）はリスク経験がほぼないのでど
んどん向かいます。一方、リーダーはすでに山の上に登っている人なの
で、これまでの経験から、リスクを予測しがちです。このことをどう若
者に説明して、リスクを許容し山を登らせるかがリーダーにとっての課
題です。

　また、若者がやろうとしていることは、大したリスクではないことが
ほとんどです。一方、経験豊富なリーダーが取るリスクは、若者が取る
リスクよりも高いことが多いことを認識して、客観視しないといけませ
ん。それと同様に心理的安全の環境は、リーダーと新人の経験の違いも
大切になるということです。

意思決定バイアス 現状維持バイアス

プロスペクト理論

新しく得られる利益に
よる喜びよりも、失う
損失による失意を強く
感じる

損失を回避する意思決
定を行いやすい
すなわち、現状維持を
選択しやすく
新しいアイデアはス
トップがかかりやすい

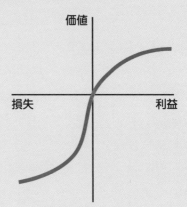

価値

損失　　　　　利益

ベテランと新人は、未来のことでケンカになりやすい

 →

同じ未来を
見ても感じ方
が異なる

メンバー（若者）に
見える未来
⇒リスク経験が
　ほぼない

リスクを知らない
ので、プロスペク
ト理論効果が弱い

リーダーに
見える未来
⇒リスク経験が
　豊富

プロスペクト理論
効果に囚われてリ
スクを取れない

いつかはみんなできなくなる

　ここではライフ・サイクル理論について紹介します。日常業務でこの理論を常に思い出せるかどうかはとても重要です。実は私も、毎日一度は考えている重要な理論です。

　ライフ・サイクル理論とは、**みんな若かったし、いつかは年をとる**ということです。具体的に言うと、**元々はできなかったし、いつかまたできなくなる**ことです。このことを自分自身が理解しているかどうかで、職場のコミュニケーションにとって重要なクッションになるわけです。

　部下がトラブルを起こしたり指示どおり働いてくれないときに、ライフ・サイクル理論を知っているリーダーと、知らないリーダーでは全く当たりが変わってきます。バンパーのない車とある車ぐらい違ってきます。

　右図は、医師のライフ・サイクルを例に紹介しています。経営理論にあてはめる場合はプロダクト・ライフ・サイクルと言います。縦軸が利益やメリット、横軸が時間です。

　スタートは開発期である初期研修です。研修期間中は組織にとっての利益やメリットはなく、リスクがあるだけなので、リーダーはどうしても怒ってしまいがちです。しかしリーダー自身にもそういう時期があったはずで、この期間を順調に過ごさせ、短期間で修了すればメリットがあるわけです。

　次に導入期です。医師の研修では後期研修といいますが、この時期は実はもっとリスクが増えます。なぜなら実際に手術を始めたりして、患者さんとの接触が増えるからです。

　看護師のみなさんも経験があると思います。単に教室で講義を受けているだけなら、利益もありませんが害もありません。ところが実際に患

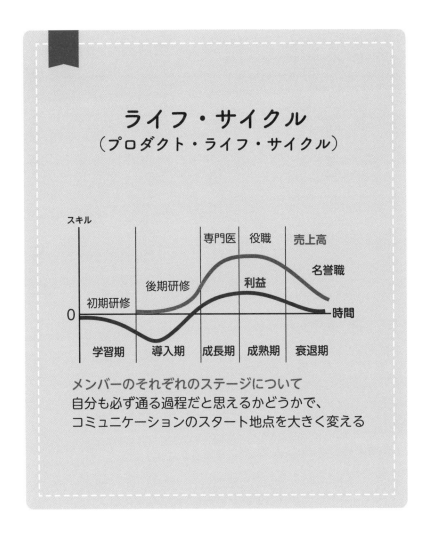

ライフ・サイクル
（プロダクト・ライフ・サイクル）

メンバーのそれぞれのステージについて
自分も必ず通る過程だと思えるかどうかで、
コミュニケーションのスタート地点を大きく変える

者さんと接すると、至らなさによるトラブルが増え、実はリーダーがい
ちばん怒りやすくなるのがこの時期なのです。

　やがて成長期が訪れます。この時期をどう過ごすかがとても重要で、
リーダーは心理的安全性をもって論理的に接すれば、必ず急成長につな
がります。

新人が怒られるのは自分のせい

リーダーがライフ・サイクルをイメージすることはとても大切で、怒りたくなるときには、「自分はどうだったのか」を思い出さない限り、新人に接してはいけないのです。つまり、「そのミスなんでするの？」「それは導入期だからです」ということです。だったら怒る必要はありませんね。その時期に起こるミスとして、そもそも想定されていることだからです。

こういうミスが起こった場合、どう対処すべきかは最初から設定されているべきだし、過去のミスの蓄積がデータベース化されているべきです。それを新人にあらかじめ読んでもらえれば、トラブルは軽減されるかもしれません。

リーダーがあらかじめ予防したり、準備してこなかったせいで新人がミスをしても、それはあなたのせいかもしれないのです。なのに新人が怒られているとしたら、「本当は自分のせいじゃないか」と思い当たるのが、正しいリーダー像です。

一方で、成熟期に至った人たちを責めるということは、自分のすぐ間近にある将来を責めるということですから、こちらも当然やってはいけないのです。さらに、衰退期の人たちの生産性の低下は、別の角度で役に立てる手段を考えます。たとえば導入期の人たちに対し、業務としては少ないかもしれないけど、メンターやインターンを指導する立場に回すなど、いろいろな組み合わせを考えられると思います。

つまりリーダーは、いろいろな過程の人たちと一緒に働いてることを常に意識することです。そういうリーダーは、全ての段階の人たちとうまく接触できます。

誰もが昔は新人だった

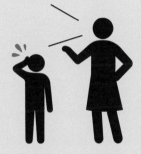

成長期にいかに学習させるか

　学習曲線についても、よく理解しておきましょう。学習させるということがいかに重要かを知り、それができるようになったら、必ずコストが下がります。これが企業の場合、成長の資源になります。ヒューマンリソース、つまり人材の育成がいかにチームの成長源になるかを知っておいてください。慣れてくると非常に短時間で、たとえば安全に患者さんを送り出せたり、患者さんに不安や不満を抱かせずに診療やケアを行えるようになってきます。

　こういうことは教育の結果、初めてできるので、成長期をいかに過ごさせるか、いかに前倒しするかが大事になってきます。このときも責めていては、当然ながら進むことはありません。学習曲線をよく理解し、必ず論理的に接していくことが、確率的に成果を上げていきます。

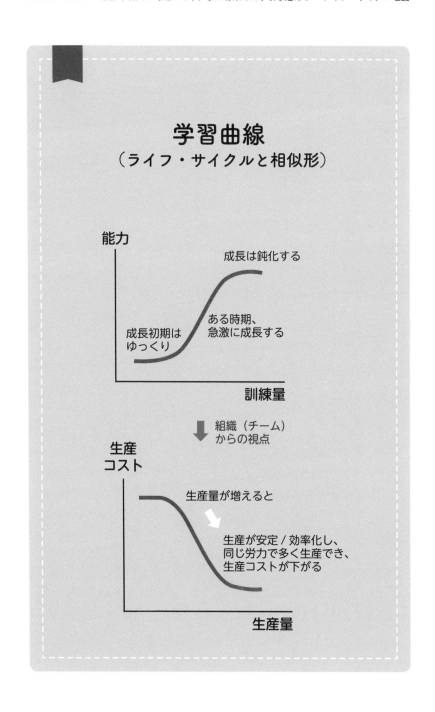

学習曲線
（ライフ・サイクルと相似形）

能力

成長は鈍化する

ある時期、
急激に成長する

成長初期は
ゆっくり

訓練量

組織（チーム）
からの視点

生産
コスト

生産量が増えると

生産が安定 / 効率化し、
同じ労力で多く生産でき、
生産コストが下がる

生産量

手がかからない人ほど離職する

　導入期に仕事が遅い、仕事の質が悪い人もいるかもしれません（右図A）。でも、その人たちは一生懸命だし謙虚です。また衰退期で仕事が少ない、倦怠感がある人も、実際には離職率は低いです（右図C）。

　逆に、最も手がかからない人、生産性を上げている人がいちばん離職の可能性が高くなります（右図B）。A、Cの段階の人に対しては、心理的安全性をいかに保つかが大事だし、Bの段階の人については心理的安全性は当然ですが、それに加えて高い責任感やモチベーションについて話し合い、対等に向き合わないといけません。

　リーダーでもあるB段階の人たちは、時として管理者よりも上の立ち位置からものを言う可能性が高い人たちです。実際、仕事ができるので実務の遂行をこの人たちが担っています。もし、その人たちが上から目線で来たときに、管理者はきちんとサポーターとして対応できるかが、とても重要になります。

　B段階の人たちは、上司に対して心理的安全を保とうとしません。そのとき、「何その言い方」などと反応してはだめです。そこを敢えて「あなたにはいつも協力してもらってとても感謝しているし、あなたの意見は素晴らしい」というふうに、まずコミュニケーションを取っていくことが必要です。

　もちろん離職するのは悪いことではありません。人材の流動性は高いほうがいいという考え方は根強くあるので、辞められたら困ると考える必要はあまりありません。ただ大切に思うということは別の話です。

　B段階の人たちは、図に乗っているとか調子に乗っているとか思いがちですが、そうではなくて、今、いちばん人生でよい時期を過ごしてる人

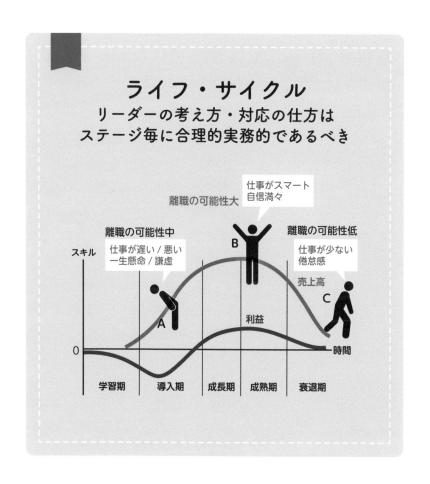

たちなので、どうやってサポートするか、心理的安全性を高めていくか
が重要です。向こうは態度が大きかったり、なにかと上司の心理的安全
を毀損してきます。でも敢えて上司側は心理的安全を保つようにコント
ロールしていきます。この人たちは将来、今の上司とは立ち位置が逆に
なる可能性のある人たちでもあります。そういうことも知っておいてく
ださい。

成果の70～80%は20%の人材が生み出す

　営業やマーケティングで使うABC分析というのは、あまり聞いたことがないかもしれません。

　商品のマーケティングで考えてみましょう（右図）。ある商品ジャンルが22品目あったとして、売り上げの70～80%は上位約20%の4品目で占められると言われています（右図左縦軸）。これがAランクの商品です。では4品目だけ売っていれば残りの商品は不要かというと、やはり必要なのです。

　組織も同じです。10人の組織の仕事のうち、70%は4人ぐらいの人がやっていますが、その4人で100%仕事を埋められるかというと、そんなことはないからです。残りの30%を他の人たちがやっているという構造が必ず存在します。どんなチームでも、10人いたら右図のAランクに当たる2人ぐらいの人がものすごく中心で働いていて、普通に働く6人くらいがBランク、Cランクに該当するような人たちは、2人ぐらい存在しているフリーライダーというタダ乗りしてる人たちです。そういう存在も必ず組織にはいますが、その人たちを排除するのはよくないというのです。

　A人材、B人材は、C人材を不満に思っています。なぜなら日本の組織では、給料はそれほど変わらないからです。すると、当然A人材は給料の話をしてきます。

　同じ組織内で「ある1つの基準だけ」で何かを決めると、本来ヒエラルキーはないのに、「自分はこれだけ働いてるのに、あの人たちは働いてない」という上下関係が心理的につくられてしまいます。ですから、「基準」を1つだけに固定するというのは、非常に問題があるのです。

ABC 分析

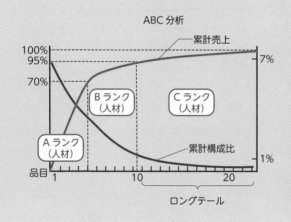

ABC 分析

組織では 20% の A 人材が
成果の 70 ～ 80％を生み出す

A 人材も B 人材も下を見て不満

要は 1 基準下で
自然発生的ヒエラルキーが形成

組織をマトリックス構造にする

　この実害を抑制するために、組織にABC分析のルールで、いろいろな基準を持ち込む必要があります（右図）。Aという基準だったり、Cという基準を設けることで、それぞれの基準におけるA人材を抱えることが可能になります。

　実際には業績や成績などを多基準にすることは難しいですが、複数の基準を持つことは可能です。たとえば医師の場合、手術件数や外来患者数、あるいは論文の数や指導している医師の数など、さまざまな基準を持ち込めます。

　分かりやすいのがマトリックス構造——領域の分割です（右下図）。私の専門で言うと、眼科の疾患には網膜、角膜、緑内障、斜視などいろいろな領域があり、私たちのチームは網膜の子どもを診る人、網膜でも手術ではなく内科的なことを診る人、手術をする人、教育をする人、研究をする人などと分かれています。

　ヒエラルキーをつくらないフラット構造を実際に実践する場合、疾患領域別に縦の役割分担を行いますが、網膜だけで分離してしまうと各チームの連携が取れなくなるため、共通の理屈で矢印のように横串を入れていく方法を取ります。こうすると他のチームとの連携もとりやすく、たとえば研究だけする人同士が集まるので、異なる領域の横の人たちとも付き合うことが可能になります。

単一基準による弊害抑制のために
複数基準で多人数を抱える

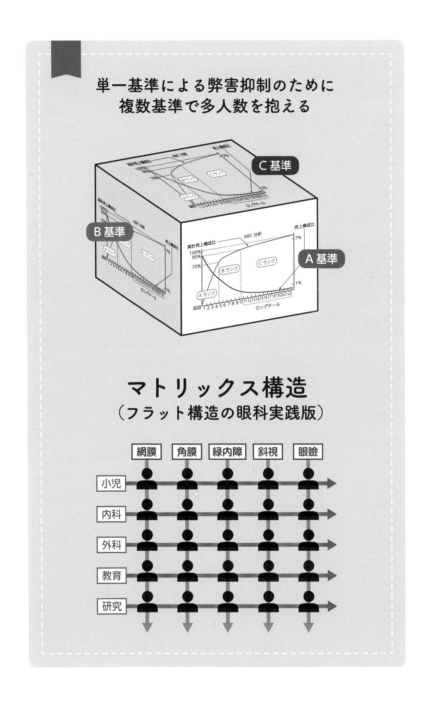

マトリックス構造
（フラット構造の眼科実践版）

だれもがA人材になれるチームづくり

　右図は組織のマトリックス構造を具体的に描写したものです。いきなり多軸になります。小児の網膜はこの人で、小児の角膜はこの人だとか、同じような構造に見えるけれども一人ひとり役割を持っています。

　小児の網膜についてはこの人がA人材、小児の角膜については別の人がA人材…というふうに、このような組織構造をイメージすると、誰もがどこかで必ずA人材の役割を果たせるのです。それぞれに役割がたくさんあり、価値軸がたくさんあります。私の眼科には視能訓練士も看護師も薬剤師も、職種のボーダーを超えて参加しています。

　マトリックス構造（マトリックス組織）は、日本最大の企業であるトヨタ自動車も採用しているといいます。組織のヒエラルキー構造・ピラミッド構造の弊害を避けられ、いつも決まった人材にのみ仕事が偏ることがなくなります。組織内での問題を避ける方法の一つとして覚えておいてください。

組織のマトリックス構造
フラット構造（組織）の実践版

小児網膜	小児角膜	小児緑内障	小児斜視	小児眼瞼
内科網膜	内科角膜	内科緑内障	内科斜視	内科眼瞼
外科網膜	外科角膜	外科緑内障	外科斜視	外科眼瞼
網膜教育	角膜教育	緑内障教育	斜視教育	眼瞼教育
網膜研究	角膜研究	緑内障研究	斜視研究	眼瞼研究

役割がたくさん。価値軸がたくさん
視能訓練士も、看護師も、
薬剤師も役割を果たせる
この構造はトヨタ自動車も採用している

心理的安全性を生み出す3つの英知

　ここまで、リーダーの怒りを鎮め、心理的安全を生み出すための3つの英知を紹介してきました。1つめは**認知バイアス**(p40)。怒りたいけれど、そもそも自分自身が間違っているかもしれない。判断根拠となる情報そのものもバイアスがかかっているかもしれない。そう思いを馳せるだけで、反射的な怒りの反応は止まると思います。

　ライフ・サイクル理論も紹介しました(p58)。新人のミスを想定できなかったのは、自分のせいかもしれない。また、ベテランの方があまり働いてくれない場合でも、その人にフィットする仕事を提供しなかった自分に問題があるのかもしれないと考えるようにします。

　3つめは**ABC分析**です。「私がいちばん働いてるのに評価されない」「あの人はなぜ働かないんだ」など現場で必ず起きる問題を解決することが、自分に与えられた課題だと思えるかが重要です。

　怒ったり叱ったりしそうになったとき、リーダーはこの3つのうち1つでも思い出せれば、心理的安全のあるチームとして、よい成果が蓄積されていくでしょう。

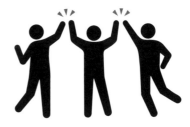

学習する人材が心理的安全を生む

　チームをまとめるリーダーにとって、心理的安全という考え方がなぜ重要なのか、その目的について解説します。

　右図はエドモンドソンによる有名な心理的安全性を表す図です。

　心理的安全がとても保たれていて、やる気も責任感もある人は、自ら学ぶ人材になります(学習)。自ら学んでくれると、組織は自動的に成長していきます。これがとても大事です。

　なにか言うと怒られるような環境は心理的安全性が低く、モチベーションや責任感のない状態になります。そうなると9時から5時までいて給料だけもらって帰って、最低限の言われたことだけをやるような人が生まれます(無関心)。別に珍しいことではないですね。

　責任感もやる気もあるけれど、心理的安全性が低く、いつも怒られてると不安で萎縮してしまいます。そうなると成果は全然上がりません。一番不幸な人かもしれません(不安)。

　やる気も責任感もないけれど、心理的安全性が高いのでとても幸せな人もいます(快適)。こういう人は明るいので、組織にとって実はマイナスではありません。この人たちに、いかにモチベーションと責任感を与えていくかが課題となります。

心理的安全が学習する人材を生む

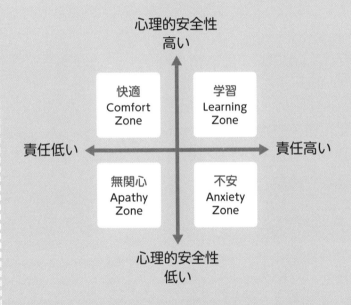

参考文献：エイミー・C・エドモンドソン．野津智子 訳．チームが機能するとはどういうことか─「学習力」と「実行力」を高める実践アプローチ．英知出版，2014

やる気はないけど快適な人たち

　心理的安全性とは、成果を上げるために必要な考え方です。では、やる気はないけど快適な人たちをどう自ら学ぶようにさせられるか。この人たちから、やる気と責任感を引き出すために大切なのが**目的意識**です。

　目的は成果を上げることです。それを決めるのはリーダーの役割です。前ページの図のように異なる考え方がある中で、どのような目的ならまとめられるかを考えます。いろいろな人がいればいるほど目的はバラバラになってしまうので、リーダーは本人のキャラクターや希望など、個人的な事情を凌駕するような目的を立てざるを得ません。

　たとえば看護師は全国どこでも、いくつになっても働ける国家資格保持者なので、離職が容易です。それはある意味、特権でもあります。しかしリーダーからすると、いつでも辞められる人はボランティアだと認識する、と経営学では言われています（右図）。

　私が教えている広島大学は、第二次世界大戦中、原爆が投下された街にあります。敗戦後の焼け野原の中、ほとんどの日本人は「復興するために一生懸命働く」という共通の目的意識を持っていました。このとき、日本は追い込まれていますから、特にマネジメントが必要ないぐらい誰もが働いて、その後、あらゆる企業が世界に飛び立っていったのはご承知のとおりです。

個人的な事情を凌駕する
目的を立てなければならない

- ●資格保持者は離職が容易である

- ●いつでも辞められる職種は
  基本的にはボランティアだと
  認識する必要がある

- ●目的は責任感とやる気を
  生み出せなければならない

これから病院に起こること

　しかし今、われわれはもう一度、働く目的を再認識すべきときです。少なくともわれわれの組織、所属している産業そのものが今、重大局面にあることは知っておきましょう。なぜなら日本の社会保障——とりわけ医療や年金制度は、若い人、健康な人9人で老人1人を支えていた時代にできたものです。しかしあと20〜30年で1人が1人を支えることになり、実質、制度は成り立たなくなります。この問題をどうすればいいのかは、すでに日常的に準備が行われています。働き方改革も、やっとほかの先進国と足並みを揃えようとしている時代になりました（右図上）。

　人口減少問題と働き方の意識改革、この2つの問題が医療を直撃しています。これに対処するための唯一の方法は、**病院の統合**です（右図下）。小さな組織はこれからますます成立しなくなっていきます。

　まさかと思われる人は、スーパーマーケットを思い出してください。あっという間に統合されていき、今では全国に数社にしかないと思わせるぐらいの勢いで、日本中、さらにアジアにもどんどん展開していきました。病院にも同じようなことが起こります。たくさんの人が同じ病院に勤めるようになり、これまで以上に多くの人に囲まれるわけです。

　それぞれ異なる病院出身のメンバー同士が、すぐに一緒に仕事ができるかはそう簡単ではありません。54ページで解説した、知識のボーダーの上に、さらに病院間の違いが積まれるわけですから大変なことになります。

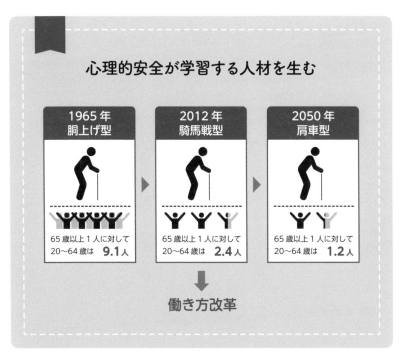

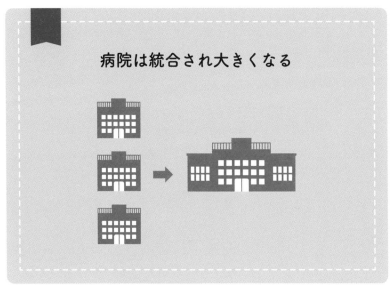

より厳しい未来に新しい価値をつくる

　でもそれぞれの理屈を目的にしたらまとまらなくなってしまいます。病院が統合されるのは、日本はこれから人口が減少し、社会保障も減らされ、病院を支えていく原資がなくなるからで、たくさんの人と一緒に働かないといけないという、より大きな目的で結びつくしか方法はないと思います。

　ボーダーがあるにもかかわらず、医療をよりよくするために病院を統合する日が来る。つまり、たくさんの人と一緒に働くこと自体が、目的の一つになると思います。

　未来は誰にも分からないので、ベテランも新人も、多くの職種の人たちが、共通の新しい意識を持てるわけです。新しい日本の医療をつくろうという目的をみんなで共有することで、心理的安全に加えて、メンバーにやる気と責任感が生まれるはずです。

　それがたとえ厳しい未来であっても、それを乗り越えて新しい未来をつくるために、各チームはどんな貢献ができるか、実はリーダーはそういう話をする以外に方法がありません。

　リーダーは目的意識や責任感など、大枠の深めの話からはじめて、目的はなにか、信念はこうだと一生懸命に伝えましょう。新しい組織であたらしい価値をつくるんだと、周りのみなさんが少しずつ納得してもらえれば、心理的安全にとって学習するチームになっていくでしょう。

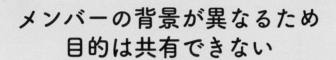

メンバーの背景が異なるため目的は共有できない

知識のボーダー

教育課程 / 専門領域の違いによる、
特有の暗黙知をそれぞれ持つ同じ職種の中でも存在する

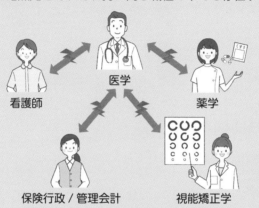

看護師　　医学　　薬学

保険行政 / 管理会計　　視能矯正学

新しい価値を作ろう

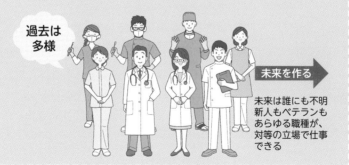

過去は
多様

未来を作る

未来は誰にも不明
新人もベテランも
あらゆる職種が、
対等の立場で仕事
できる

田淵先生が実践する心理的安全性の組織はスタッフから見てどうですか？

　ツカザキ病院眼科は現在、医師22名、看護師13名、視能訓練士43名を抱える、全国的にも珍しい規模の陣容で、安全かつ適正な治療提供・技術向上を目指し、兵庫県下トップの手術件数を誇っています。

　患者の治療・手術の状況など誰もがアクセスできるシステムで全ての情報をオープンにすることで、立場・職種を超えたフラットな関係性を実現。お仕着せのシステムでは、意見・工夫ができなくなってしまうと、自作開発することでメンバーの要望に合わせて改修できるようにしています。

　Chapter1〜6で紹介したように組織の心理的安全性こそが成果を上げるために必要との考えを実践されている同眼科で働く現場スタッフは実際、どのように考えているのでしょうか。

> ## 大変なこともあるが、プラスが大きくやりがいを感じています
> （視能訓練士）

■ 職場環境が整っている

　医師との距離感が近いと感じます。特にこれだけの大きな規模に対して、手術室以外はワンフロアに集約されているという環境があり、また、医師の指示の下で働く視能訓練士から医師に対しての声掛けや質問もしやすい環境が特長と思います。医師がそれぞれの専門領域を持っており、各種器材も多種揃えているため、私たちも関心のある領域を学びやすいです。

■ 人数が多い＝働きやすさの実現に

　視能訓練士が40名以上いるというのはかなり珍しいと思いますが、これ

だけ人数がいることで勤務調整もしやすく、子育て中のスタッフも多いので働きやすいと思います。またそれぞれが関心を持つ領域があることで、少し変わった症例に対しても対応できるメンバーがいたり、研究をしたい場合も人数がいることと環境が整っていることがメリットですね。

■ 大変な仕事もあるが、プラス面が大きい

田淵先生からは、時に難しい仕事上のオーダーもありますが、それを実現させる大変さよりも、経営的に安定することで私たちの仕事や雇用条件がよくなり、生活が安定すること、常に学べる環境であることなどのプラス面が勝っていることで、ここにいる価値を感じます。

これまで一気に大きくなってきた組織ですが、今は維持期になっていると思うので、業務が繁忙になるなかで、いかにやりがいと捉えられるバランスをとってプラス面を大きくするかが大切で、それをかなえるには心理的安全性が必要だと思っています。

> 「できない」ではなく柔軟に対応することが重要です
>
> （看護師）

■ ミスがあっても個人を責めない

仕事で何かミスをした際、当人を責めるようなことは本当にないですね。特に経験の浅い看護師のミスは、その上にいる人の責任と捉えています。医師が看護師等に対して個別に叱ったりすることも許さない風土です。

ただ、優しいというのではないのです。眼科は命に係わる度合いが低いとはいえ、新しい知識や手技、業務をよりよくするための新しい技術などを学び続けることは求められます。たとえば安全性を高めるためのAI導入による業務拡大がありましたが、そのときも「できない」ではなく、「どうしたらで

きるか」を考えて、やってみる。やってみて思ったような結果にならなかっ
たら、ダメでしたということで、納得して終了します。

■ 言われたままでなく、自分で理解することが大切

さらに、言われた通りそのままやればよいということでもないんです。自
分できちんと理解しているかどうかについては、ある意味厳しく求められて
いる。そういう姿勢を持っていれば、フラットに話ができます。私たちから
の提案についても、目的が明確であればなんでもチャレンジできるので自由
度があると思っています。

■ 業務拡大にはジレンマも・・・

医師に対しても術式や器材、薬剤などを統一することを強制せず、その医
師が最もやりやすい方法を取り入れたらよいという方針なので、医師のモチ
ベーションは上がると思います。業務拡大することで、手術の調整の難しさ
も出てきますし、看護師として患者さんに関わる時間をどう捻出するかが課
題だと考えています。眼科は命に係わらなくても治らない、悪化する病気が
多いので、患者さん一人ひとりに関与できたらというジレンマも少しあるの
は正直なところです。

■ ワークライフ・バランスを重視

メンバーのワークライフ・バランスには配慮しており、特に若いスタッフ
には家庭を大事にするようにと言っています。

心理的安全性を
実践にいかす

Q&A

Q₁ 心理的安全性のある組織とは

心理的安全性を組織で実現するために必要なことはなんで
しょうか？ 田淵先生はご自身の組織でどのように実践し
ていますか？

A

▌心理的安全性は経営の考え方

　エドモンドソンの心理的安全性は心理学的な話ではなくて経営心理学な
ので、組織に何らかの目的があるということが前提です。

　エドモンドソンは結局、どんな組織だと効果が生まれるかの逆算で、グー
グルがこれを実施したことで一般的には有名になりました。組織を競争原理
の中に入れて、他に比べてよい成果を上げるためにどうしたらいいかという
はっきりとした目的があります。

　心理的安全がルールだと言われると一番困るのはリーダーで、それくらい
リーダーは大変ですが、現場にとっては最高の環境だから成果が出ます。具
体的には、何らかの目的が必要かなと思います。

　私のチームは自分で作ったのですが、自分たちの考える医療を提供できる
環境がつくれなかったことが背景にあります。私が病院を運営する目的は
「集約化」です。何十年も前から、日本の医療の問題点は個人の努力ではど
うしようもない、構造的問題と言われていますが、それをどのように解決す
るのかは集約化以外に方法がありません。それが私が心理的安全性を実行
する目的です。

▌「成果をだすこと」が根幹にある

　そもそも心理的安全性は、ICUなど医療の厳しい現場で、患者さんの命
が助かる比率が非常に高いのはどういう施設かという厳密な研究を行ったも

ので、その成果ははっきり出ています。

　現場で成果を出したいと思うことがとても大事だし、成果とは数字としてきちんと定義できなければなりません。リーダーとして直観とはまったく違う行動を取らないといけないわけです。現在の経済学の主流ともなっている行動経済学にも一致している考え方です。

　成果として分かりやすいのは、離職です。優秀なスタッフが離職されると現場は困るはずです。ですから、まずは離職率を下げることを目の前のテーマにしていただいて、そのための心理的安全だと思っていただいたらいいと思います。

　Chapter6 でも解説しましたが、今後、社会保険料などがどんどん減らされていく中、特に私が働く眼科のように命に関わらない科は、効率性が要求されると思っています。そういう中で、目的意識とリーダーとしての信念をしっかり持ち、どうやって集合知を生み出していくかが重要です。

（田淵）

Q2 心理的安全性のある組織とは

心理的安全性とは、経営の話であるということですが、これまでの組織運営と大きく異なることは何でしょうか?

A

心理的安全性を提唱したエドモンドソンは経営心理学者で、まさに現場の発想です。しかし、これまでの日本の経営者に浸透してきた「〇〇戦略」や「選択と集中」などの戦略系の話とは全く違います。

エドモンドソンの心理的安全性は、その場の問題を心理的に改善するという視点なので、看護師など、女性の職場が多い医療現場においては、非常にフィットする考え方だと思います。

ただ、明らかに相手にミスがある場合でも、その人に対してのサポートが足りなかったという考え方なので、これまで部下に対して厳しくやってこられた人にとっては青天のへきれきかもしれません。

Bad News Delivery—失敗の共有と言いますが、誰かに何かを指摘するときには、通常の10倍ぐらい普段から声かけをしていないと伝わらないと言います。また、声かけには「あなたをリスペクトしている」という意識が前提にないと問題は解決しません。普段からの「声かけをする」という環境形成でも、その前提は変わりません。 (田淵)

心理的安全性のある組織とは

アメリカの経営心理学の考え方が日本の医療界になじむ
ものでしょうか？

A

「和」より「個」を認め合うのが心理的安全性

　心理的安全性はアメリカの経営学から生まれたものですが、日本人はアメリカの発想法と根本的に違うところがあって、各々があまり対立したくない「和をもって貴しとなす」という考え方をします。一方、心理的安全性では、「みんな一緒に」というよりは、個々を認め合って個々が自分の仕事に責任をもって実行します。

　結果を無視すると間違う可能性があるので、その結果がよい方向に向かうよう、リーダーは都度、深慮深く探っていきます。その結果、去る者は去るしかないというような、硬軟織り交ぜながらやっていくといいと思います。

　COVID-19が流行し、いろんな患者さんが入ってくる大きな病院では、初めて遭遇するような事態がいろいろ起こりました。各部署の師長さんは誰もが一生懸命やっていましたが、それでも心理的安全性が脅かされるようなことが時々起こります。

　そういうときこそ、「いや怒ったらだめ」という非常に強力なメッセージで心理的安全性を高めていけば、離職率にしても、あるいは医療安全や経営の部分に関しても、それなりの成果を上げられるのではないかと思います。

自然に地域一番の病院になる

　心理的安全がある施設と、心理的危険 —— 怖い人がいる施設は、時が経つにつれて改善の程度に大きく差がつきます。心理的安全が担保されている施設は、特に一番を目指さなくても、自然に成果が上がっていきます。たと

えば医者の場合の具体的な成果としては、特に声かけをしなくても、全国から優秀な医師が「ここで働きたい」と応募してきます。

　アメリカのある分析では、「日本の病院は医師のリーダーシップが弱い」と言われてしまいますが、和を尊ぶ日本的な文化では、むしろ看護師などのパラメディカルの能力が高いと私は思っているので、レベルの高いスタッフの心理的安全をどう回すかが重要だと思います。　　　　　　　　（田淵）

Q4 心理的安全性のある組織とは

私たちは日々、よい医療、安全な医療を提供することを考えています。看護師にとっての心理的安全性の成果は離職率などのほかにはどんなものがありますか？

A

　離職率の低さを成果とするのも一つかもしれませが、離職の理由も評価したらよいのではないでしょうか。本当に心理的安全性のある職場なら、辞めるときも「もっと自分の力を試せるところが見つかった」など正直に理由を言っても、「おめでとう」と送り出されるでしょう。一方で心理的安全のない職場だったら、本当の理由は言わないでしょうね。

　ある病院は、離職率の低さもさることながらリターン率が高いそうです。忙しい病院だそうですが、一度やめて他に就職しても、戻ってくる人が多いらしい。心理的安全性が高く働きやすいことが、離れてみて初めて分かるのかもしれませんね。

　心理的安全性は、組織あるいはチームのパフォーマンスを上げるための基本、土台です。ですので、組織やチームが目指すべき目的を持っていることが前提です。それぞれの病院に、目的・方針があると思いますが、それを達成するために心理的安全性という「土台」を築くのですから、「土台」がちゃんとできている「成果」を測るとしたら、目的が達成されているかどうか測ることで、成果を評価することができるかもしれません。　　　（山口-中上）

Q5 心理的安全性のある組織とは

心理的安全性がある組織とは、「叱らない」＝「ゆるい・ぬるい・甘い」と思われるのではとの不安があります。

A

優秀な人がより力を発揮しやすくなる

心理的安全性がある組織は叱られないし、一見、スタッフがラクをできるように思われるかもしれませんが、だからといって規律が乱れるようなことはないです。最初のルールがしっかりしていれば、さぼる人はほとんどいません。ゆるいのではなく、無駄なことをしない、と考えてみてはどうでしょうか。

たとえば、言わなくていいことを言ったり、集まらなくていいのに集まったりする無駄を省けば、それだけで心理的安全は回っていきます。もちろん成果はきちんと出してもらうことが前提です。

「うちの上司は怒らないから甘い」などと思われて、仕事ができなかったり不誠実な行動をとったりする人が残って、真面目な人が辞めてしまうことを心配されているなら、現実にはそのようなことは起きません。なぜかというと、心理的安全がある職場では、優秀な人ほど力を発揮するからです。

ただ、Chapter5でお伝えした、C人材の面倒は別の話です（p66）。

心理的安全が回るようになると、優秀なA人材がこれまで以上に働くようになるので、組織としては大きな動きが始まります。すると出来の悪い人が困るようになります。無論、リーダーとしてできることがあるなら、その人の軸を変えてやり、フォローしますが、それでも変わらなければ辞めていく人も出てきます。ですから、心理的安全の組織は、ゆるゆるどころか厳しめになると考えています。

（田淵）

▍お互いが率直になり、自律心が求められる

　心理的安全性が極めて高い水準にある組織では、お互いが思ったことを率直に言えるようになる反面、メンバー一人ひとりに高いレベルの自律心が求められます。言い争うということではなく、お互いの意見を尊重しあう態度や発言を求められ、組織やチームの目的に即したアイデアや懸念の共有として、自分の意志を伝える会話の技術を求められるのです。このような態度・行動は、とりわけ職位が上の人に強く求められます。職位が下の人も、少しずつできるようになることを求められるので、むしろ厳しい組織なのではないでしょうか。　　　　　　　　　　　　　　　　　　　　　　　　（山口‐中上）

　ルーティンの朝礼を行うことだけを評価の軸に動くような組織と、成果をどれぐらい上げてるかを見る組織では、緊張感が全く違います。後者は自分たちが上げようとしてる成果に向かって動いてるので、誰がどうのこうのという個人の話は全くなくなるので、自律心がない人にはかえって厳しい組織で、ゆるい組織にはならないのです。　　　　　　　　　　　　　　　　（田淵）

Q 6　心理的安全性のある組織とは

心理的安全性の「叱らない」という原則は、ある意味「反直観的（逆説的）」で、それをスッと受け入れることは難しいです。それができるのは、チームメンバーが優秀だからこそ成り立っているからだと思うところもあって、チームの中に「面倒くさい」「サボりたい」と思っている人がいてもスルーすべきなのでしょうか。それともそのような人の姿勢やあり方に対しても「叱らない」べきなのでしょうか。

A

　結論から言うと、やはり叱らないのが原則になります。もちろん、「もうどうして…」などと、嘆きのような叱り方も、人間としてあるかもしれません。

　要は心理的安全ではない叱り方をすると、結果として相手を萎縮させると、Chapter 2で述べたとおりです。心理的安全があれば、次は叱らなくて済むと思っていただいて、何とか逆説的、反直感的に対応していただければと思います。

　また、チームメンバーが全員優秀でないと成り立たないのではという質問は、どんな人でもミスをすると考えたほうがよいと思います。優秀な人でもミスはするので、優秀か優秀でないか、という発想はあまり考えないほうがいいと思います。

　叱れない人は、既に心理的安全環境を生み出している生来のリーダーです。ただどう成果を上げるのかは考えないといけません。　　　　　　　（田淵）

仕事のマニュアルや標準化をどこまで決めれば、スタッフは安心して働けるのでしょうか?

A

　医療現場では手順書や標準作業書を「マニュアル」と呼ぶことが多いので、ここでは「マニュアル」をそのような意味で使います。さて、標準とは、その時点で最も安全で働きやすい仕事の手順のことです。標準（手順）の仕事を、すべてのスタッフができるようにすることが標準化です。そして、標準（手順）を文書化したものがマニュアルです。マニュアルを作る・修正することは、標準化の方法の一つです。

　全員で同じように行うことが求められる基本的な安全行動や業務は、組織全体で標準化すると、職場の誰もが、同じ質の仕事を患者さんに提供でき、心理的安全性も高まります。どんな部署に異動しても、何をどのように行ったらよいか明確に示されているので、部署ごとにやり方が違うと悩んだり、忙しい先輩や同僚に聞いて困らせてしまうのではないかと心配したりしなくていいからです。また、省力化と時間短縮ができるので、より専門的で、複雑な仕事の自由度が高まり、創意工夫に時間と労力をかけられます。一方で、標準化すべき業務と、専門的な業務を区別しないで、やたらと同じやり方を強制するのは「画一化」です。標準化ではありません。単なる画一化は、医療の質を下げ、心理的安全性を損ねます。

　標準は、時間が経つと「一番良いもの」ではなくなってしまいます。だから常に改善する必要があります。たとえばコロナ禍のとき。社会状況が変われば、それまで標準だと思ってやってきた仕事が変わってしまいました。このように、それまでの標準と現状との間にギャップが生まれたときは、新しい、よりよい標準（手順）を創って、ギャップを埋めます。これが改善活動

です。改善活動は、一人ひとりの職員が「もっと良い仕事をしたい」という意識を持って行うものです。主体的に考えず、言われたことをただやっているだけでは、「コロナで疲れた」となるでしょう。

　組織全体で、標準化が必要な仕事を標準化して、標準（手順）を継続的にアップデートする改善活動に終わりはありません。目指す状態に達しても、また新たな目標が生まれるからです。そして、病院全体で継続的な改善活動が推進されて、あらゆる部署で自律的に活動が行われるようになると、職員は常に頭を使わないといけなくなります。このような組織の状態は、エドモンドソンのいう「チーミング」という新しい働き方ができている状態だと思います。「チーミング」では、心理的安全性が高く、そのため職員は安心して失敗を共有して、そこから主体的によりよく新しい方法を考える、いいかえると「学習」し続けます。学習し続けることで、様々な人・職種・部署の壁を超えて協働できるので、働きがいを感じることができます。

（山口-中上）

Q8 心理的安全性のある組織とは

心理的安全性を測る尺度はありますか。

A

　心理的安全性を評価しようと思ったら、経時的に変化を見る必要があると考えています。一時期だけをみて、できた・できてないと評価するのは、難しいと思います。心理的安全性は集団の文化的側面ですので、同じ集団で過去と現在とを比べて評価します。そのためには、何らかの尺度を利用するといいと思います。

　エドモンドソンが提唱している7つの尺度は重要な尺度の一つです（次ページ図）。

　他に、複数の尺度を併用して解釈すると、より組織の状態が把握しやすいと思います。私の病院ではAHRQ（アメリカの医療研究・品質調査機構）の「医療における安全文化に関する調査」（https://kyodokodo.jp/about/anzenbunkachousa/）と、「問題指摘に対する態度測定尺度（日本語版）」[1]を併用しています。

▍心理的安全性を高めるトレーニング

　Team STEPPS®（https://www.ahrq.gov/teamstepps/index.html）は、もっとも重要な手法です。質の高い医療を提供して、患者さんやご家族によい経験をしていただき、患者さんやご家族と共によい医療をつくっていくという方針を明確に打ち出している病院ならば、心理的安全性をさらに高めるために、Team STEPPS®は最強の仕組みになると思います。

（山口-中上）

心理的安全性を明らかにする 7 つの項目

1. チームの中でミスをすると、たいてい非難される。

2. チームのメンバーは、課題や難しい問題を指摘し合える。

3. チームのメンバーは、自分と異なるということを理由に他者を拒絶することがある。

4. チームに対してリスクのある行動をしても安全である。

5. チームの他のメンバーに助けを求めることは難しい。

6. チームメンバーは誰も、自分の仕事を意図的におとしめるような行動をしない。

7. チームメンバーと仕事をするとき、自分のスキルと才能が尊重され、活かされていると感じる。

エドモンドソンによると、ポジティブな内容にYesと回答した数が多い人ほど心理的安全性が高く、逆にネガティブな内容にYesと回答した人は、心理的安全性が低い。

出典：Google re：Work（https://rework.withgoogle.com/jp/guides/understanding-team-effectiveness/#help-teams-determine-their-needs）

■参考文献
----

1) 山口（中上）悦子ほか．看護師の問題指摘に対する態度測定尺度（日本語版）の開発．医療の質・安全学会誌，9 (4)，2014，325-340

Q9 仕事上のミスと心理的安全性

私の病院では、失敗すれば当事者のみが責められ、本人の努力不足とされています。

システム改善を考える時間もないです。「心理的安全性」があれば、この状況は変わりますか。

A

　当事者を責めること自体は、医療安全の考え方でも強く否定されている方法論です。多忙な中で当事者を責めている時間は、本当はシステムを変革しないといけない時間に相当するわけです。

　心理的安全という概念そのものをチームが学ぶところから始めていただければ、そうした問題が心理的安全によってよりよい改善につながることが理解できるはずです。ぜひチームの中で、心理的安全性の勉強会をしていただければなと思います。

（田淵）

Q 10 仕事上のミスと心理的安全性

心理的安全性があれば、ミスがあっても患者さんに被害が及ばない現場を作ることが可能でしょうか。

A

　ミスが起こったときに「あ、間違えた。誰か助けて」と即座に言えるのが、心理的安全性がある状況です。何か起きても迅速な相互支援ができるので、患者さんに被害が及ばないか、最小限に食い止めることができ、重篤な有害事象が減りますから、トラブルも減ります。ただし、心理的安全性が高いだけではなく、「患者さんやご家族のために、よい医療を経験してもらいたい」という病院の方針・目的が共有されていることが前提です。

　ミスは実践の結果ですから、人間である限り避けて通ることはできません。だからといって、ミスが起こりやすい環境や体制を放置したままで、心理的安全性を高めようとしても駄目です。また、ミスを恐れて実践、挑戦しないのもよくないですが、挑戦が医療従事者の「腕試し」であってはなりません。患者さんやご家族がチームメンバーの一員として医療に参加し、自分に実施される医療や自分が挑戦していく治療の内容を理解して、リスクの低減やミスの早期発見に協力する役割を果たせるようになるためにも、病院全体の心理的安全性が高いことは重要です。　　　　　　　　　　（山口 - 中上）

　組織は理由がないと改善できないものです。医療に携わってる人は基本的には真面目だし、論理的に動きたい人が多いので、ミスがあったら共有すれば、改善する方向に結び付きやすいのです。なので、インシデントレポートを上げさせるよりも、何らかのシステムでミスやトラブルを検出して、分析結果を現場に返して、気付きや要因を考えてみるところに力を注力できるといいと考えています。　　　　　　　　　　　　　　　　　　（田淵）

Q11 仕事上のミスと心理的安全性

> 心理的に安全な場づくりをしたうえで、ミスの報告をスタッフミーティングで行っても、なかなか活発な意見がでません。どうすればいいでしょうか。

A

少人数のグループごとにミーティングを行う

　日本人は人数が多いと発言しなくなる傾向があるので、3〜5人程度の小グループをつくるといいと思います。改善活動の場合もこのくらいの人数がいいですね。また、報告の内容については、できるだけ数字をベースに話をすることです。個人を責め立てているように受け取られにくく、とても大事なことです。

　1対1になった場合には、その人自身が認識しているよりも高めにその人のことを信じることも、リーダーには必要な能力の一つです。「あなたはもっとできるはず」ということをベースに話しかけると、心理的安全も回っていきます。
（田淵）

目標設定を段階的に上げていく

　リーダーが場づくりをする努力をしていても、まだチームメンバーが心理的安全性を感じていないからではないでしょうか。一朝一夕に心理的安全性が高まるとは思えません。まず、カンファレンスの場から始めるのは悪くはないと思います。ただ、その後も少しずつ、日常業務の様々な場面に心理的安全性を高める場づくりを拡げていく必要があります。仲間も増やさなければならないでしょう。信頼できるコア・チームを作り、半年、1年という単位で目標を設定し、少しずつ、あらゆる仕事の場面に心理的安全性を作る仕掛けを仕込んでいきましょう。

心理的安全性を高める仕掛けの一つに、1対1のミーティング（One-on-One meeting）があります。1対1のミーティングでは、まずは被面接者の現在の状態をすべて受け止め、認め、一緒に状況を確認してあげること。そうやって、その人の居場所をつくることが心理的安全性を高める第一歩です。被面接者が自分を受け入れてもらえたと感じて、安心できているようなら、その次の段階で部署の方針や目標を伝え、協力を依頼します。「あなたを見込んで助けてほしいことがある」と伝えるのです。そうすれば、少しずつ、自分のアイデアや懸念を伝えてくれるようになるでしょう。カンファレンスなどで意見を言えるようになるには、このようなステップを踏むとよいでしょう。スタッフが心理的安全性を感じて、自分もチームに貢献したいと内発的に思い始めるためには、時間が必要なのです。（山口 - 中上）

当院の看護部では、心理的安全性を職場風土に反映させようと考え、「あいさつ・名乗る」を年間通して取り組みました。しかしスタッフは「あいさつ」という行動が目的となり、あいさつができたから目的達成と、その次へとはつながりませんでした。

きっかけとして、「あいさつ」は良い方法だと思いますが、対話へとつなげるには、どのような取り組みをしていけばよいでしょうか。また、心理的安全のある組織のリーダーの仕事とは、どんなときに発揮するものでしょうか。

A

朝礼を仕切るのはリーダーではない

　入院施設のない眼科だからできることかもしれませんが、私の職場では、朝礼は禁止しなさいと言っています。なぜなら、毎朝の朝礼によって、リーダーの言葉が非常に軽くなってしまうからです。リーダーは形式的で無意味なことを毎日言う必要はなく、ではどういうときに何を言えばいいのか、それはみんなが困ったときに言えばいいのです。

　医療安全で言うと、たとえば、よその眼科で右と左を間違えて手術が行われたという情報が入ったときには、私はすぐにスタッフを集めました。そしてスタッフには、「なにかあったら誰のせいにもしないから、とにかく必ず報告してくれ」とだけ伝えました。

　なにか問題が起きたときに、現場が混乱したりざわついたりするとき —— 実際、そういうことはよくありますよね —— コメントするのがリー

ダーの仕事です。

▌ある芸能事務所の例

　某芸能事務所が最近、世間を騒がせました。われわれ医療関係者からしたらとんでもないことです。心を痛めるどころの話ではありません。もし現場のリーダーが見て見ぬふりをして素通りしたら、社会的にも、その組織は一貫の終わりです。そういうときこそ、自分の考えを十分に世間に伝えられるのがリーダーだと思います。

　そして最初にすべきなのは、「絶対にあなた方を非難しない」「責任は自分にある」と言うことです。そう伝えられることは、たいへん意味があります。毎回、根気強くそう言い続けることで、ミスの報告につながり、心理的安全が浸透していき、業務の改善につながるからです。　　　　　　　（田淵）

看護師長として、心理的安全性を図りながらスタッフの
キャリア形成につなげるにはどうしたらいいでしょうか。

A

スタッフ育成の成果

看護師の心理的安全性の目標は、1つには離職率だと思います。離職率
の低いチームが、そのリーダーの評価になるでしょう。

リーダーはそれぞれのメンバーのキャリアをいかに伸ばすかを考えます
が、高圧的なリーダーだと、キャリアとは全く関係のない話を押し付けるこ
とがあるわけです。キャリア形成とは本来、どこに行っても通用するテクニ
カルスキルと、その普遍的なものの見方、リーダーシップを育てることを考
えてほしいと思います。

心理的安全を保とうと思うと、相当な胆力と経験値と、スタッフに対す
る愛情がないと難しいので、心理的安全を教育できるキャラクターを持って
いる人が、リーダーになればいいと思います。

他でも通用する人に育てる

身内のルール、ここでしか通用しないルールでは他で働けません。職業人
として、どこへ行っても通用するルールはとても大事です。

心理的安全性は組織をとても大切に思っていることがベースにあり、私の
病院では看護師には「ここで働いたらどこへ行っても働ける」自信をつけら
れる環境を作っています。病院は働いてみないと合う・合わないがわからな
いことはもちろんあると思います。しかし有資格保持者のいいところは、自
由に動けることです。いつかは転職しても、どこでも働けるような人が一緒
に働いてくれるからこそ組織も伸びると考えています。 （田淵）

Q14 リーダーに求められること

心理的安全性を確立できるリーダーに必要な資質とは、
どのようなものでしょうか？

A

　リーダーの仕事は何かというと、1つは環境整備なので、心理的安全では部署にそういう空気をつくれるかどうかが、リーダーの資質として挙げられるのではないでしょうか。具体的には、実際に自分たちが動いて環境整備をした実績があるかが重要です。こういうことは伝書鳩みたいなタイプの人には難しいので、そういう人を簡単にリーダーにしてはいけないと思います。

　なぜなら、そのような能力が低い人をリーダーにすると、トラブルが多くなって、上も下も組織が疲弊していきます。ですから心理的安全について理解できているかどうか、それが実践できるかどうかという基準で決めたらいいと思います。

　離職率を目標にしているのに、辞める人が増えているなら、その人は心理的安全性のリーダーには向いていないので、入れ替えたほうがいいでしょう。また、経営学はヒエラルキーの否定なので、リーダーになって、ようやく楽できると思っているような人には心理的安全性は回せません。

　一方で、今は「リーダーなんてやりたくない」という人も大勢いますから、能力があるからと無理強いすると、辞めていってしまいます。日本人は言われたとおりにやったほうがいいと思っている人が多いので、世界からどんどん追い抜かれて、私のいる眼科領域でも、アジアではシンガポールにも抜かれています。でも、看護師はすごく自由な考え方持ってる方が多いと思っているので、もっと自由に仕事をしていいと思います。　　　　　（田淵）

Q15 リーダーに求められること

> コロナ禍になって、今までは正しいと言われていたことが違うと言われ、困っていると現場の看護師から言われました。今こそ改善のときかとも思いましたが、迷っています。

A

　コロナ禍は災害なので、平常時の話と、災害が起こっているときの話が違うのは当たり前で、そのようなとき、二つ考え方があると思います。

　一つは、医療の改善活動です。改善活動は、何も問題がない平常時に、自分たちが目指している理想状態と現状との間のギャップを見つけて、仕事をよりよいものにしていく継続的な活動です。以前から改善活動が当たり前の病院では、コロナ禍で方針が変わったときに、すぐに改善活動を行って対応することができたでしょう。実際、そのような病院がたくさんありました。

　もう一つは、トップリーダーや経営陣の態度です。自分たちの病院の方針や目指すべき姿を職員に明確に伝え、常に協力を依頼して、実践を導いているような経営陣なら、大変だったけれど困らなかったのでは？　平時から常に最悪の事態やリスクを先読みし、あらゆる思考を巡らせつつ、職員の考える力やチーム力を育てているから、非常時には「さあ、今度は危機を乗り越えるために協力してください」と呼びかけ、鼓舞できるのです。

　災害時の対応は一時的ですが、新しい学びや、知恵・知識を得ることもあります。それは平時から学ぶ力、チームの力が培われているからこそなのかもしれません。ですから、コロナ禍は「改善のとき」ではなく、学ぶ力、チーム力がある組織に生まれ変わるための「改革のとき」ととらえて、行動を起こすのがよいのではないでしょうか。　　　　　　　　（山口‐中上）

Q 16　リーダーに求められること

安全文化の醸成の一つである報告する文化を醸成しよう
と思ってやってきました。この部署では異動希望ゼロが
続いていて、キャリア支援で異動を勧めても居心地がい
いから希望しません。何でも言いやすい環境ですが、そ
のためにチームが停滞したり、質保証が保たれてないの
ではと心配です。

A

　チームが停滞するとしたら、そもそも目的のために動いていない可能性が
考えられます。長く続けているチームほど、より高い目標に向かって動かす
のもリーダーの役目です。同じことを続けず、次はこういうふうにしようと、
常に目的意識をもっていれば、うまくいくと思います。

　高い目標とは、社会に求められている像に近づくことです。たとえば、患
者さんの本音は、全部の病気を治してほしいと思っています。医療者は、そ
れは完全には無理でも何とか近づけようとすることが社会の要求に応えるこ
とになります。組織で同じ方向に向かわせると、考え方の違いで辞める人も
出てきますが、新陳代謝はときには必要です。　　　　　　　　　　（田淵）

Q17 リーダーに求められること

研修をする時間がないので、個々の努力に頼っています。
学習曲線（p62）をどうやって上げればいいですか。

A

　学習とは経験量のことです。いかにたくさんの経験を積ませるかが重要です。

　そのために必要なのは、心理的トラウマを起こさせないこと、つまりその人が無駄なトラブルに遭遇しないようにカバーしてあげることです。

　ひどいトラブルに遭った場合、その次に経験量を積むスピードが極端に落ちます。その点を意識して、やはりあらかじめミスを回避してあげる努力が必要だと思います。

　自ら学ぶということは、これは実はとても大事なことです。最近はワークライフバランスの問題に絡んでくるので、時間外にみんなで集まって行う研修はやるべきではないと私は思っているので、学ぶべきもの、読んでおくべきものは個人の努力で行うことが当然必要になってくると思います。（田淵）

リーダーに求められること

組織のメンバーが自由になんでも言える、忖度のない風
土を日本の中で成り立たせるための工夫や技術があれば
教えてください。

A

　エドモンドソンも著書の中で、日本には心理的安全性が育ちにくい文化的
背景があることをにおわせています。しかし、文化的な背景が理由で心理的
安全性が高められないことはないとも述べ、トヨタ自動車（以下、トヨタ）
の取り組みを例に挙げています。トヨタでは、すべての社員が職階を問わず、
互いに尊重し合い、率直に意見を述べ合うことが奨励され、失敗を学習の糧
として、全社を挙げて学習する仕組みを根付かせているといっています。

　エドモンドソンの記述が本当かどうか…トヨタの社員さんに聞かないとわ
からない部分もありますが、少なくともトヨタウェイとよばれる、トヨタの
企業理念は、病院も学ぶべきだと思います。2001年、最初に掲げられた
キーワードは、「チャレンジ」「改善」「現地現物」「リスペクト（尊重）」「チー
ムワーク」。この中で最も根幹となるのが「リスペクト（尊重）」なんだそうで
す。お互いの異なる意見を尊重しあえるから、相手と違う意見を不安なく言
えるし、相手の意見にも耳を傾けられる。意見やアイデアを混ぜ合わせて、
もっと素晴らしいものに発展させられる。喧嘩や恫喝や沈黙による拒絶に陥
らない。多様性の尊重も、心理的安全性を高める上で重要な要素ですね。

　トヨタを引き合いに出されたら、ものすごくハードルが上がってしまいま
すが、病院でもできそうなことはあります。それが継続的質改善活動を病院
全体で行うTQM（Total Quality Management）とTeam STEPPS®
です。継続的質改善活動はカイゼンともいい、トヨタでも行われています。
病院では、このうちどちらか一方でも取り組むとよいのではないかと思いま
す。

（山口‐中上）

Q 19 リーダーに求められること

リーダーになったから常に学習し続けないと、心理的安全の土壌もつくれないということでしょうか。

A

　心理的安全性は、上から下に対してつくるものです。だから、リーダーが大変なのは当たり前です。トップリーダーが病院長なら全職員に対して、心理的安全性を高める態度や行動をとらなければならないし、心理的安全性を高める仕組みや活動を行うよう、副院長以下に指示しなければなりません。でも、病院長だけが頑張っても、心理的安全性が高い組織はできません。すべてのリーダーが、心理的安全性を高める努力をすべきです。

　リーダーとは、「長」がついている人はもちろんですが、一人でも後輩ができたら、もう、その人はリーダーです。自分の後輩に対して、心理的安全性を高める態度や行動をとりましょう。リーダーといっても、上は病院長から下は2年生まで、さまざまな「学年」があります。それぞれの「学年」にあった心理的安全性を高める態度や行動を学ぶ必要がありますが、心配はいりません。階段を上っていくように少しずつ、自分の職位にあった簡単な方法から学べばよいのです。ただ、リーダーである限り、いえ、人間である限り、学習に終わりはありません。終わりのない学習によって、人は一生、発達できるからです。　　　　　　　　　　　　　　　　　（山口‐中上）

現場・スタッフへのかかわり方

成果をあげるのはいつも同じメンバーで、なかなかチームに貢献できないスタッフもいます。このような人たちが成果をあげるために、どのように関わればいいでしょうか？

A

ABC分析（p66）でも説明しましたが、成果の多くは組織の一部の人間（A人材）が上げています。しかしA人材だけが偉いわけではありません。一方、なかなか成果が上がらないC人材については、プレッシャーをかけます。私はC人材を日常的に人目につかないようカバーしていますが、本人たちは自分はC人材だと思ってないことも珍しくないので、「なぜ私がそう言われるのか」と考え、自分に対する評価が低いと思うと辞めていきます。

離職率がゼロというのは理想ですが、組織自体を目指してるものに近づける作業の中で、人はだんだん入れ替っていくほうが自然ではないでしょうか。

（田淵）

現場・スタッフへのかかわり方

心理的安全を回すには、スタッフからの信頼を得られな
ければ難しいと思いました。信頼を得るにはどうすれば
いいでしょうか？

A

　チームスタッフの信頼を得るには、普段からその人のキャリアを考えなが
ら声をかける能力が問われます。また、リーダーは下に回るとか、後ろに回
るというリーダーシップを取らないと、相手の本音は引き出せないし、心理
的安全性は回せません。

　心理的安全の手法で回していると、たとえば、新しい技術が入ったとき
に、自分だけが覚える必要はなく、みんなで一緒に覚えましょうと言えます。
全員が新人と同じでゼロから学ぶため、リーダーは右往左往しなくて済みま
す。常に自分も新人だし、リーダーだからといって偉くない、みんな一緒な
んだということがリーダーの気持ちを開放します。

　リーダーはチームの方針を明確にして、何が目的でその人をこのポジショ
ンに就けたのかを明確に伝えることで、何か信念がある人だということが理
解されます。そういうベースがあって組織は回るんだと思っています。

（田淵）

現場・スタッフへのかかわり方

ミスをしても叱らないということは、許すということで
もありますが、たとえ声かけができている関係でも、ス
タッフが大きなミスをした場合、問題があるから怒りた
くなるわけで、なかなか簡単ではありません。

A

　心理的安全性では、許せば許すほど、大きなミスを許すほど、そもそもな
ぜそのミスを許すほどの信念が自分にあるんだと問われます。しかし、許し
ていれば成果が上がることは経営学の実験で分かっているので、心理的に心
配かもしれませんが、いい成果を上げたい、離職率を下げたいなら、心理的
安全性を回せるリーダーとして、もう怒らないほうがいいのです。　（田淵）

ほかの看護師に任せるのが苦手で、いつも仕事を抱えすぎてしまいます。ほかの人にお願いするくらいなら、自分でやったほうが早いと思っているのかもしれません。

A

　心理的安全性を学びたいと思っているような意識の高い看護師は、ほぼ全員そうなんじゃないでしょうか。その気持ちはよく分かりますが、ライフ・サイクル理論を思い出して、「これからもずっとそんなことができるのか」と考えれば、任せないといけない局面は必ず出てきます。

　自分ができるうちはやれるとイメージしている人もいるかもしれませんが、年齢とともに自分の能力が落ちてきますから、実際は人に任せないと組織としてはマイナスなんです。自分は100点を取って、相手がたとえ80点の合格点を取ったとしても、その20点の差が気になって自分でやってしまう。そうすると、そのチームは180点です。ところが80点の人が2人いて、足りない20点をちゃんと相手に任せてやってもらったら、合計200点になるわけです。

　ですので、自分が一人でできることは決していいことではないことも知っておいてください。さらに心理的安全で絡めて言うと、自分が80点しか取れない、至らないんだと思えると、相手の協力、人の協力を前提にして組織を動かすという発想が生まれるので、心理的安全をさらに強固に保てるようになります。

　それから、自分がいくら達成期・成熟期の立ち位置にあっても、そうではない人たちのライフ・サイクルのタイミングを意識して、自分が下がってきたときを考えることと、チーム全体としては80点同士が20点をお互いに補うほうが強いことを、ぜひ意識してほしいです。　　　　　（田淵）

Q24 立場による心理的安全性

職種間ボーダーを意識することで、病院全体の質を落としているし、働きにくさを生み出していると思います。このことに対して、私たち看護師ができることはありますか？

A

　ボーダーの存在（p54）は無視はできないし、それが悪いものではありません。国籍の違う人に対する態度と一緒で、お互いを尊重し合うところからスタートすべきだと思います。

　私も日常の臨床で患者さんの説明がうまくいかないときに、看護師さんに「一緒に説明してくれる？」とか「後で説明してあげてくれる？」と言えば、それで話はうまく進んでいきます。医師と看護師は異なる視点を持っているので、そうした違いがあることが大変役に立つわけです。

　心理的安全が保たれているうえで、お互いをリスペクトして、相手の能力で自分の足りない部分をいかに補うか、対等の関係でアイデアを出し合えるかという発想でつながっていくということが大切です。まさに多様性が強さの一つですね。多様性とは、違う考えの人がいて初めて成立するもので、同じ考えの人が100人いても多様性とは呼びません。　　　　　　（田淵）

Q25 立場による心理的安全性

私の病棟では2人のリーダー格の先輩がいて、病棟内の看護師はどちらかの派閥に属しているような状態です。さすがに仕事上で問題は起こっていませんが、仕事が終われば雰囲気はよくなく、聞いていてつらいです。私は同調圧力が苦手で、どちらにも所属するとは意思表示していません。でも、みんなとはうまくやっていきたいです。

A

　派閥というのは、評価に結びついてる場合があります。グループごとに仕事を頼んでくる方向が決まっていたり、逆に違う派閥の人に仕事を頼みにくいことがあると思います。

　派閥は「自分のグループに所属している人をよく感じる」というバイアスの塊のようなものなので、できるだけ避けないといけません。私は、どこに所属する必要もないと思うので、あくまで実際の現場での心理的安全を追求していただきたいと思います。そのうえで、仕事とプライベートの関係を切り離して考えるプロフェッショナリズムが形成されたらすてきですね。

（田淵）

Q26 立場による心理的安全性

新人看護師です。ミスをして患者さんに怒られたとき、どう対処していいかわからなくなりました。看護師として自分が情けなくて、先輩に相談しようと思いましたが、忙しそうで言い出しにくかったです。

A

　真面目な人にありがちな悩みだと思います。過度に真面目な人は、いつでも100点を取りにいく、ベストスコアを出したい気持ちがあるのかもしれません。看護師はバーンアウト（燃え尽き症候群）しやすい職種とも言われますね。

　100点をめざしても、足りない部分は絶対にあるのです。むしろ足りなくていいんだと、ぜひ思ってほしいです。前提として、足りない部分を他の人に補ってもらうという発想を持ってほしいです。足りない部分を教えてもらうことに遠慮せず、とにかく一人で抱え込んでしまうことだけは避けてください。

　自分が新人ナースであれば、このミスはいつの日かしなくなると客観視すればいいし、いつも100点を求めない、適度にリラックスした感じや心のスペースを残しておくことで、相手の助けも得られやすくなると思います。仕事のスタイルとして多くの人の助けを借りることが定着してほしいと思います。

（田淵）

Q27 立場による心理的安全性

仲間意識や一体感と言う言葉が好きになれません。なにか一つのことを成し遂げようとするとき、同じ方向に向かって意識を一致させるのはわかるのですが、私には息苦しく、居心地が悪いです。こんな私は少数派なのでしょうか。

A

一致団結エイエイオーのような一体感に違和感を感じる人は多いと思います。一方でサッカーの試合で盛り上がって興奮するのは楽しいですよね。

ですから、内容によるのだと思います。やりたくないのに無理にさせられるのは違和感があって当然だし、一方でこれは素晴らしいと思えることは、率先して行うのではないでしょうか。

喜びや楽しさは心理的安全でつくられるので、そういう時の一体感は悪いと思わないほうがいいと思います。

ご自身がリーダーである場合は、チームメンバーにそうした違和感を感じさせないことが重要です。それこそがリーダーの役割なのですが、何をもってチームをまとめるのかはとても難しく、個別の事情に合わせて、どうすればみんなが喜んでやってくれるか、一緒にやってくれるかなと、日々考えていただければなと思います。具体的な目標を設定して、みんなが了承していれば、ある種の一体感は生まれるのではないでしょうか。　　　　（田淵）

Q28 立場による心理的安全性

上司に意見を言っても否定される場合は、どんな対応が
効果的でしょうか。

A

　上司は当たり前の障壁として、部下のアイデアを認める過程では必ず、現状をどう変化させられるかを評価します。そのアイデアが本当に大切なのか、可能性があるのかを説明するのは提案者なので、これをいくら否定されても何度でも提案する苦労をするつもりがあるかが大前提になります。

　上司が否定するのは、それ以上しなくていいという免罪符なので、実は楽なんです。たとえば私の組織では全く否定しないので、何が起きるというと、提案がほとんど起きなくなります。提案したら「じゃあやってください」と言われ、やるのが大変だからです。

　提案には、その先の長い道のりがあって、本当に重要なら長い時間をかけて、上司をも巻き込んで一緒にやっていくものです。そういう意味では提案というのは大切ですし、ぜひ乗り越えていただきたいですが、そもそも否定されるところから始まるのは当たり前と思って、頑張っていただきたいと思います。

（田淵）

立場による心理的安全性

> 医師や看護師は患者さんに対しては真摯に向き合うように教育されてきています。しかし医師同士や医師と看護師、医師とその他の職種間での心理的安全性を醸し出す関係性をどうやって作り出せばいいでしょうか？

A

批判しない、勝ち負けを競わない

　私はかつて、自分の教室で4つのことを教室員に伝えました。1つは「疑え」。2つ目は、「大事なことを考えろ」。3つ目は「何でも言え」。4つ目は「けなすな」。要するに、相手を批判してはいけないのです。

　お互いに意見が対立してると、どちらが正しいかという風に考えがちです。研究や手技を追求し、対立するときは、実は正しいかどうかより、ある程度お互いに戦わせながら、どちらかが勝つというより2人とも上に上がれるようにと考えます。スタッフに心理的安全がベースにあると、言いたいことをちゃんと言っても、リーダーは怒らないし、うまくいくと理解してもらえるようになります。

「教える」のではなく「聞きにいく」

　また、声をかける、話を聞くというコミュニケーションの最もよい方法は、人に教えてもらいにいくことだと伝えています。だから研究活動をしていても、リーダーだから教えにいく必要は全くなくて、この話どうなっているの、この研究どうなのと聞きにいくわけです。

　コミュニケーションをとりながら、スタッフそれぞれの行動規範をみると、彼らが何を大切にしているかが見えてきます。たとえばA看護師はいつも時間どおりに行動するとか、B看護師は研究活動にあまり興味がないんだ

なとかがわかってきます。ぜひ「教えに行く」のではなく「聞きに行く」といいと思います。医療安全も、分からなかったら聞くというのが鉄則ではないでしょうか。何か起きてから「あのとき、なぜ聞かなかったの」ということはよくありますが、それでは遅いのです。

▌コーチングとも親和性がある

　私の病院では、数年前からコーチングを導入しています。コーチングでも大切なのは話すことではなく聞（聴）くことです。相手が何のためにどんな価値観で話しているのかは、これまで考えたことがなかったので、実際に経験すると、聞（聴）くことは確かに大切だとわかります。心理的安全性も考え方がとても近いと感じます。

　上司が部下の話を聞（聴）くことで、そこからお互いの信頼関係が生まれ、お互いのコミュニケーションもよりよいものになります。そして信頼関係が生まれるためには、リーダーが真摯に、真剣に相手を認めることがなにより重要です。　　　　　　　　　　　　　　　　　　　　　　　　　　　　（島田）

立場による心理的安全性

医療安全管理者です。医療安全管理者にとっての心理的安全性が確保されていないと感じます。

A

病院のリーダーが心理的安全の土壌をつくる

心理的安全性とは、個人が自分の属する集団に対して、自分の意思や意見を表明しても否定されない、自分の失敗を非難されることはない、と感じられる状態と定義されています。

心理的安全性を高める努力は上から下に向けてするものですから、トップリーダーや経営陣の出来次第で医療安全管理者の心理的安全性は左右されてしまいます。唯一、突破口があるとすれば、医療安全管理者と医療安全担当部門は、経営陣を含む全職員の教育を担当するので、医療安全研修として繰り返し、執拗に、諦めずに、心理的安全性について説いていれば、心ある人たちが必ず味方になってくれるのではないでしょうか。

（山口-中上）

トップに対して伝えるべきこと

心理的安全という概念が存在していて、ミスの報告の数に関して影響があることは、医療安全管理者はトップに対して伝えなければいけないと思います。トップに対しては、医療安全に関する話として、とても大事な話なんだと伝えるべきで、それをどういうふうに捉えるかは、トップのスタンス次第なので、医療安全管理者の仕事ではないと思います。AIがせっかく「今、間違えています」と言ってるのに、心理的危険な状況のせいでスタッフがそれを医師に伝えることができなかった事例もあります。それがまさに心理的危険な状態で、医療安全に大きく影響することを示してると思います。そういったことをトップには話す必要があると思います。　　　　　（田淵）

Q31 立場による心理的安全性

医療安全管理の視点では、心理的安全性をどうとらえたらいいでしょうか。

A

　医療安全管理者の業務で、最も重要なものは教育です。教育が文化を作るからです。そのような視点で考えたとき、職員に対しては、職種や職位に合わせた研修を計画します。心理的安全性が、安全で質の高い医療を提供する病院の根幹であることと説き、リーダーの職位に合わせて、実践すべき態度や行動をトレーニングします。

　心理的安全性を高めるという文脈で、次に重要なのは事故防止の業務です。情報収集のための巡回では、現場の声に耳を傾け、「いつでも聞いてもらえる」、「責められずに、受け止めてもらえる」ことを実感してもらいます。また、インシデントの情報を活用して、医療の改善活動を支援・指導します。改善活動では、研修で指導した心理的安全性を高めるリーダーシップを発揮できるよう、サポートします。心理的安全性がある改善活動では、メンバーは失敗を共有しても非難されず、アイデアを提案しても否定されないと感じられます。そのようなチームはパフォーマンスが高いので、高い成果を上げることができます。チームの成果は、次の活動のやる気につながります。改善活動を継続すると、部署での心理的安全性がさらに高まります。

　心理的安全性を高める上で、インシデントレポートは宝の山です。一つのエピソードには、必ずうまくいったこと、よくできたこと、助け合えたことが含まれています。それを読み取って、良い事例として周知することも、医療安全管理者だからこそできる工夫の一つです。「気を付けましょう」も大事ですが、それと合わせて、よくできたことをちゃんと認めてあげましょう。

　体制整備の業務でも、心理的安全性を高める仕組みを盛り込めます。業

務の基準を整備すると、上下関係がある場合や他職種で関わる場合に、安心して仕事を行えるようになります。RRS（Rapid Response System）の報告基準の明確化は、患者さんの状態の変化を、安心して他職種間で共有するための例です。

　他にも、薬剤師が患者の検査値の異常に気付いた時の医師への報告手順、検査技師がパニック値を医師に確実に伝えるためのフローの整備、などなど…。それまで、手順化されていない仕事に何の疑問も持たないでいた職種・職員も多いと思います。そういう職種・職員に対して、実は後輩や他職種が心理的安全性のない状態で働いている、ひいては患者さんが危険にさらされていると気づいてもらうのも、医療安全管理者の視点です。

　さらに、医療安全管理者が管理者に報告する基準を明確にし、報告・相談の場（定例会議など）を設定しておくのも工夫です。忖度の必要がなくなり、医療安全管理者の心理的安全性が高まるかもしれません。（山口 - 中上）

Q32 立場による心理的安全性

医療安全管理者です。他部署の管理者にお願いしてもなかなか動いてくれず、結局、「厚労省が…」と出さざるを得ません。そのためか部署からも遠巻きにされ、孤独だと感じます。

A

　医療安全管理者の仕事の根拠は、ほとんどが法律で決められていますよね。でも、それを知らない職員に、何かにつけて機能評価とか厚労省の通達が…といっても、通じないのです。

　なぜ、私たちは厚労省や機能評価を持ち出さないといけないのか。それは、病院管理者や経営陣が、病院のあるべき姿や方針を明示してくれていないからです。もし、彼らが常に職員に対して、病院のあるべき姿や方針を示しているならば、医療安全管理者はそれらを職員に問いかけるだけでよいのです。厚労省を持ち出す必要はないのです。

　ここでいう、あるべき姿や方針とは「患者さんやご家族に安全で質の高い医療を提供し、よい経験をしてもらう」という内容のはずです。「赤字を解消しましょう」「病床利用率を●％にしましょう」などというのは、お金も大事ですから目標の一つにはなるかもしれませんが、あるべき姿を実現するための方針ではありません。患者中心の医療を目指した方針が正しく示されているならば、医療安全管理者はそんな院長の方針に従って情報発信しても非難されることはないはず。心理的安全性も確保されると思います。

（山口 - 中上）

■参考文献

エイミー・C・エドモンドソン．野津智子訳．村瀬俊朗解説．恐れのない組織 —「心理的安全性」が学習・イノベーション・成長をもたらす．英知出版, 2021

エイミー・C・エドモンドソン．野津智子 訳．チームが機能するとはどういうことか —「学習力」と「実行力」を高める実践アプローチ．英知出版, 2014

本書中、CHAPTER1〜6は、弊社ウェブ配信セミナー『うまくいくチームの最高の秘密　心理的安全性の高めかた』（田淵仁志、2021年6月）を元に構成したものです。

医療安全BOOKS 10
医療・看護現場の
心理的安全性のすすめ
―成果につながる、実践にいかすQ&A

2023年8月10日発行　第1版第1刷
2024年9月10日発行　第1版第4刷

監　修　日本医療マネジメント学会／
　　　　坂本 すが

編　著　田淵 仁志

発行者　長谷川 翔

発行所　株式会社メディカ出版
　　　　〒532-8588
　　　　大阪市淀川区宮原3−4−30
　　　　ニッセイ新大阪ビル16F
　　　　https://www.medica.co.jp/
編集担当　栗本安津子／佐藤いくよ
装　幀　クニメディア株式会社
本文イラスト　のじままゆみ
印刷・製本　日経印刷株式会社

ISBN978-4-8404-8168-7　　Printed and bound in Japan

当社出版物に関する各種お問い合わせ先（受付時間：平日9：00〜17：00）
●編集内容については、編集局 06-6398-5048
●ご注文・不良品（乱丁・落丁）については、お客様センター 0120-276-115